いつか来る、はじめての「死」

今をより良く生きるために

Mitsue Ueda
植田美津恵

ゆいぽおと

はじめに

人は、誰もが「生きたい」と思っています。

だからこそ、少し具合が悪かったり体調を崩したりすると、すぐにでも病院に行きます。もちろん、痛いとか辛い症状を何とかしてほしいという思いもあるでしょうが、いつ死んでもいいと豪語していた人が、体調を崩し不安に駆られ、慌てて病院を受診する姿をみるのは決して珍しいことではありません。恥じることはないのです。それが人間として、当たり前の姿なのですから。

残念なことに、みずから命を絶つ人もありますが、そういう人々だってやむなき事情ゆえのことであって、本当はもっと生きたかったという思いが全くなかったわけではないでしょう。

でも、どんなに生きたい要望が強くても、いつか人は死にます。死にたくないとひたすら願ったところで、これればかりはどうにもなりません。お金がいくらあったとしても、運命は容赦ないのです。

権力者たちは、死なない身になりたいと願って、臣下たちにムリな命令を下します。秀吉しかり、秦の皇帝しかり、です。強大な権限を握ると、次は永遠の命が欲しくなる。不老不死を求めてしまうのは、人間の性なのでしょうか。

医療が発達すると、人はなかなか死ねなくなります。

医療は、人の命を救うことを大前提として発展してきましたから、ひたすら救命を目的として繰り広げられていきます。おかげで、日本人の寿命は半世紀の間に三〇年以上も伸び、世界にさきがけて超高齢社会に突入しました。

平日、地方の路線バスに乗ると、それがよくわかります。乗客はほぼ全員が高齢者で占められているうえ、すべてがスローモーションで動いています。年をとると、動作もゆっくりになりますから、乗り降りだけで時間がかかるし、お金をやり取りするのもままなりません。

しかも、高齢者はしばらくの間どんどん増えていくのです。

そして、どんどん死んでいきます。

「少産少死」の時代から「少産多死」の時代へと急速な勢いで進んでいるのが、日本の現状です。

生きている人は死んだことがないのですから、死を怖いと思うのは、ごく自然な感情です。だからといって、死を避けることはできません。

そこで、「納得のいくように、死ぬにはどうしたらいいか」を考えてみたいと思いました。

悔いを残したくない。

やり残したことを片付けておきたい。

苦しみたくない。

痛みを感じたくない。

エトセトラエトセトラ……。


死の準備として、「エンディングノート」というものがあります。自分が死んだ後のために、生前に葬式や資産、身の回りのことなどを書き留めておくものです。遺書と違って法的な効力はないのですが、死の準備としてカジュアルに取り組めるからか、ここ最近よく耳にするようになりました。

「エンディングノート」を書くことは、残された家族が困らないため、というのが主な目的ですが、本人にとっては「納得して死ぬ」ための一歩なのかもしれません。なぜなら、やみくもに死を怖がるより、冷静に老いや死を見つめ、あらためて死後のことをあれこれ書き留めることは、自分の気持ちの整理につながり、死への恐怖をやわらげてくれるからです。

死は怖い。

しかし、誰にでも確実に死はやってきます。

そのときのために、今このときに、「納得して死ぬ」ためのノウハウ、いわば「死のレッスン」に取り組むために、本書に目を通すのは悪くないのではないでしょうか。


二〇一九年、猛暑が過ぎ少し過ごしやすくなったころ、恩師のM氏が一般病院から緩和ケアのある病院へ転院になったという知らせが届きました。

すでに、がんが全身に転移し、主治医から「週単位で覚悟してください」と告げられていたことを聞いていたので、それほどの驚きはありませんでしたが、まだ六〇代という若さ。現実感はわきませんでした。

数年前からがんだとはわかっていましたが、四月に退任してからも、同じ大学の特任教授として春先までゼミ合宿を開くなど、病気と共存しながら現役の生活を送っている様子は、いかにもM氏らしいなと思ったものです。

病室に入ると、介助されつつベッドから降りて車椅子に移っていたM氏は、私の顔を真正面から見据え、

「いやあ、大変ですよ」

と、はっきりした口調でおっしゃいました。

私には、その言葉は、「自力で動くのが難しくなって大変」とも聞こえましたが、何となく、死を目の前にして、「死ぬって大変なことだよ」と教えてくれている気がしました。

私たちは、普段は三人称の死しか経験ができません。つまり、他人事としての死です。ここ最近は、夏になると台風や暴風雨などの自然災害が多く、たくさんの方が被害に遭って亡くなられています。そのような報道を目にしても、見知らぬ人の死は、すぐに忘れ去ってしまい、ほとんど記憶には残りません。

かといって一人称の死、つまり自分の死は体験することができません。死を体験した人の話を聞くこともできません。臨死体験のことはしばしば耳にしますが、彼らは死んだわけではありませんので、やはり死のことはわからないまま、いつの日か自分自身が死を迎えることになります。

唯一、私たちが死について深く考えることができるのは、二人称の死に遭遇したときです。つまり、「あなたの死」です。

親しい人、身近な人、一緒に暮らしている人、夫、妻、子ども、両親、肉親……。

彼らの死は、三人称の死とは全く異なる親しみのある死を私たちに示してくれます。それをきちんと受け止めることしか、私たちにはできません。

M氏の「大変ですよ」の言葉とまなざしは、深く私の胸に突き刺さりました。ちょうど、ブログで死をテーマにした散文を綴っていたときでもあり、胸に残ったものを大事に抱えつつ、何らかの形でそれを示したいとあらめて思いました。

M氏は、緩和ケア病棟に転院してからおよそ一週間後、奥様とお嬢様に看取られて旅立ちました。

M氏を見舞うようになって、あらめて気づいたことやわかったことがいくつかありました。それは次のようなことです。

・がんの末期といえども、症状が安定していれば、かなり長く仕事は可能であること。
・緩和ケア病棟に移っても、自力での移動や口から食事を摂ることはできること。
・がんの痛みのコントロールの技術はとても進んでいること。
・むやみに延命するような治療はしないこと。

かつて、がんはイコール死を意味していましたが、たとえ転移を起こしていても、仕事を含めた日常生活は可能です。その意味では、がんになったこと自体、それで終わりではなく、人生の通過点に過ぎないということは、それだけ医療が進歩したからでしょう。私自身、二度の乳がんを経験して、今のところこのように日常を送ることができているのですから、がんをただ恐れるのではなく、身近でありふれた病気であることをしっかり認識することが大切だと思います。

一方で、えっ?と思うこともありました。

緩和ケアということばが定着し、無駄な延命は拒否するという患者も増えてきましたが、緩和ケア病棟が人生の最期の場ではないということがわかったのです。

M氏が一般病院から緩和ケア病棟を持つ病院に転院した際、家族は「次の転院先を考えておいてください」と言われました。次の?って、ここが最期ではなかったの?という意外さ。

どうやら、緩和ケア病棟は、痛みがコントロールでき、少しでも自力でできることがあるなら、別の施設に移るか、帰宅するか、といった、いわば一時的な場所としての位置づけになっているようです。

そこには、日本の医療制度が壁となっていました。緩和ケア病棟が保険で認められるようになったのは、一九九〇年。全国で今や一万床近いベッド数となりました。当初は、どれだけ長く入院しても費用は一律でした。人によっては、病状が安定し一年近く緩和ケア病棟で過ごす人もありました。ところが、次第に入院期間が長くなればなるほど病院側の負担が増えるという流れになってしまいました。

緩和ケアの診療報酬は、二〇一八年から次のようになっています。

①直近一年間の入院日数の平均が三〇日未満で、入院までの待機日数の平均が一四日未満であること

②直近一年間の在宅（保険医療機関でない施設を含む）退院率が一五パーセント以上であること

このいずれかを満たす場合に、緩和ケア病棟入院料1を算定できることとなり、従来より報酬が増えることになりました。

一方、①②の要件を満たさない場合は緩和ケア病棟入院料2の算定となり、減収となります。ある試算では、1を算定するとしないとでは病院にとって一六〇〇万円ほどの差が生じることになるといわれます。

現在は、緩和ケア病棟のうち七〇パーセント以上が入院料1を採択しています。つまり、ほとんどの緩和ケア病棟では、入院したとたん早期退院を促すというおかしな現象になっているわけです。入院が一定の期間を超えてしまうと病院の収入に影響が出るため、末期であっても早めの退院を促すというのが現実です。

M氏が緩和ケア病棟に来たとたん、次の転院先を促されたのは、こういった病院側の経営の問題があったのです。

M氏は、宣告通り、あっという間に亡くなってしまったので、転院先を探さなくてもよ

くなったわけですが、そのように告げられた家族にしてみれば、戸惑いを隠せなかったことでしょう。また、そう言わざるを得ない病院側の苦悩も察して余りあるものがありますが、いずれにしろ、緩和ケアイコール人生最期の場ではなくなってしまいました。

では、私たちはどこで死を迎えたらよいのでしょうか。

全く未知の世界である死について、誰に指南を仰げばよいのでしょうか。

それとも死という忌まわしい事実は見ないことにして、ただ日々を楽しく生きていけばよいのでしょうか。

ひたすら健康をめざし、健康にいいというものを口にして節制したとしても、必ず死は訪れます。そのときに慌てないように、後悔しないように、無駄で苦しいだけの治療に翻弄されないように、今から自分の死を考える、いわば「死のレッスン」が必要なのだと思います。

死を意識してはじめて本当の健康を実感することができる。

私はそう信じています。

いつか来る、はじめての「死」―今をより良く生きるために―　もくじ

第五章　「死」めぐる、昨今の社会の動き　113

第六章　歴史にみる死の迎え方　145

第一章　死ぬって、どういうことだろう

一　死のイメージ化――具体的に想像してみる

二〇〇三年、Joanne LynnとDavid M. Adamsonは人生の終末期を「死に至る三つのパターン」に分類できるとした論文〝Living Well at the End of Life〟を発表しました。そこには、代表的な病気ごとの「死に至るまでの経過」が紹介されています。わかりやすく図で示すと次の三つになります。

まず、①。これは、がんなどで亡くなる場合です。ほかと比べると、比較的長い間機能が保たれますが、最後の一、二か月くらいで急速に機能が低下し、死に至るケースです。数か月どころか、数日前には元気だった人が急に意識レベルが低下して亡くなることもあれば、朝は元気に食事やおしゃべりができたのに、夜になって病状が急変し、そのまま旅立つ人もいます。年間に三〇万人もの人が、がんで亡くなっている昨今、周囲を見渡せば、こういう死に方をした人を見るのはそれほど珍しいことではありません。

二〇一〇年「怖い病気は何ですか」というアンケートで最も多かったのは「がん」で、三〇パーセントを占めました。しかし、何が怖いのか、なぜ怖いのかをあらためて考えてみてください。

家族ががんで苦しんだから？

どうやらがん家系なのでいつかは自分もがんになるから？

あるいは、ただことばの響きやメディアを通じてのイメージから、そのように思うのかもしれません。逆に寝たきりになる確率が低いのもこのパターンの特徴です。寝たきり、つまり介護を必要とするような状態になるのだけは避けたいと思っていれば、むしろこの①パターンのような死に方がベストだということになるのではないでしょうか。

次に、②。こちらは、心臓や肺の病気の末期を表しています。悪くなったり良くなったりを繰り返しながら、徐々に機能が低下し、最後は急な経過をたどります。

たとえば心筋梗塞の発作を起こした場合。

発作後そのまま亡くなってしまう人は二〇パーセント程度で、残りは医療ケアによって生還し、また日常の生活に戻っていきます。薬などで一時的には回復しますが、加齢とともに再発のリスクは高くなり、再び発作を起こすのはよくあることです。病状は慢性化し、徐々に機能が低下し死に至るパターンです。

このような場合、定期的に病院に通い、チェックを受け、薬とは一生付き合っていかねばならず、いつ再発するのだろうといった恐れを抱くことになります。一見死は遠くにあるように見えますが、実はいつも死と隣り合わせで過ごしていくパターンです。

そして、③です。老衰や認知症に代表されるケースですが、ゆっくりと少しずつ機能が低下していくパターンです。

よく知られていることですが、認知症の場合、見かけ上身体はいたって元気なことが多いものです。徘徊に困っている家族の方から話を聞くと、自転車で二〇キロメートル走る人もあるとか。加えて、痛みや辛さをあまり感じないため、つまり自覚症状が乏しいために苦痛を訴えることが少なく、身体に異常があっても気づかれないことがよくあります。ともあれ、身体のどこが悪いというわけではないのですが、確実に緩やかに死に進んでいくパターンです。

認知症は、何もわからなくなるから楽でいいという声を聞きますが、決してそんなことはありません。たとえそう見えたとしても、実は聴覚だけはしっかりしていたり、時々は理解をしたりしているといわれます。また、認知症が進むと、日常のことができなくなります。たとえば、「噛む」という行為ができなくなる。口に食べ物を入れてもそのまま噛まずにいるということが起こるのです。これは介護をする人にとってはとても辛い。元気なころのはつらつとした姿とは全く別人になってしまう。それを受け入れる側の心情も理解する必要があると思います。

実際は、すべての人が①〜③のどれかに当てはまるわけではありませんし、例外もあるでしょうが、あくまで平均的な「死へのプロセス」を単純図式化したものとお考えください。

図1のように、介護が必要になったきっかけとして最も多いのが「認知症」です。次い

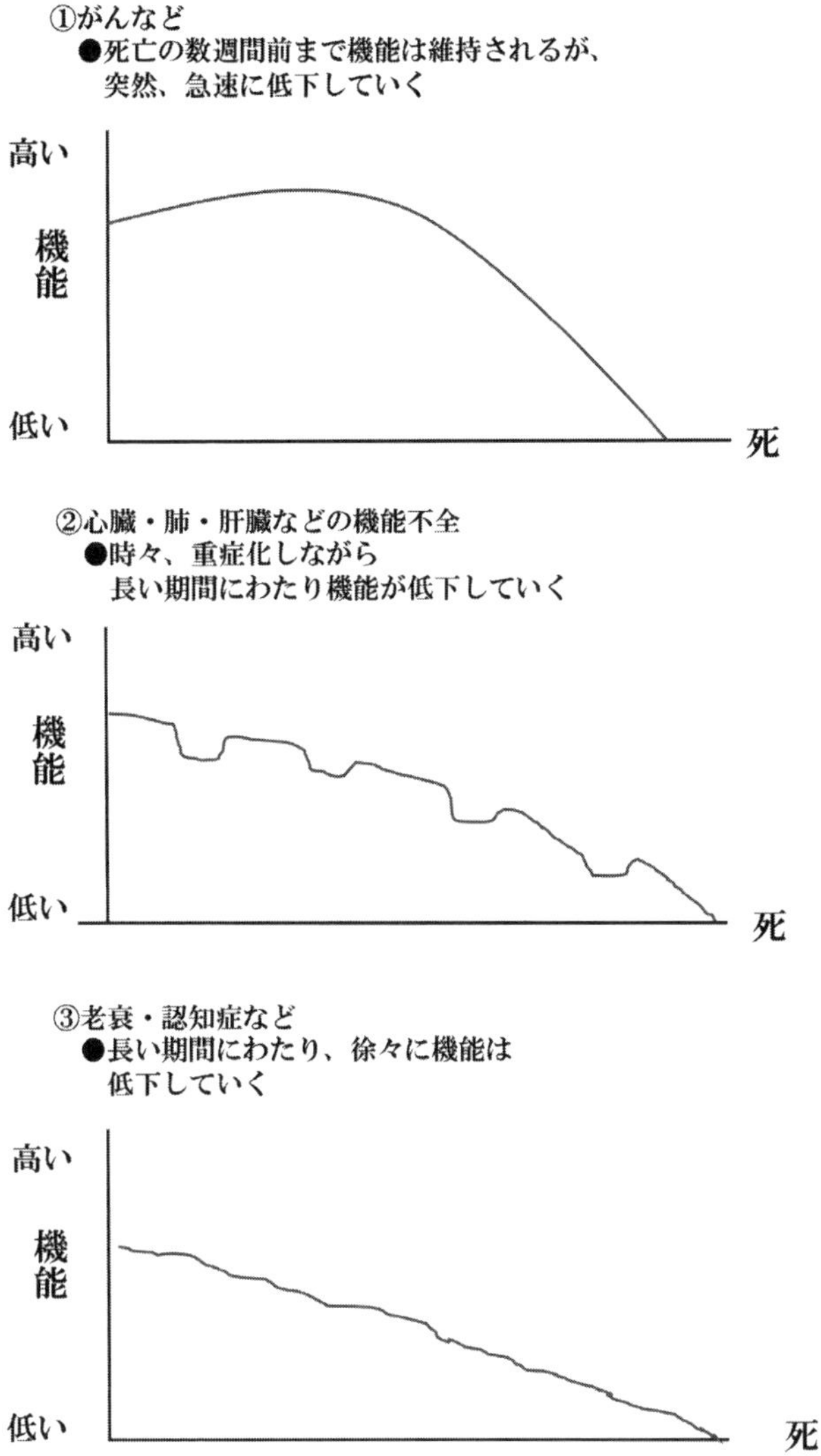

図1　介護が必要になった主な原因

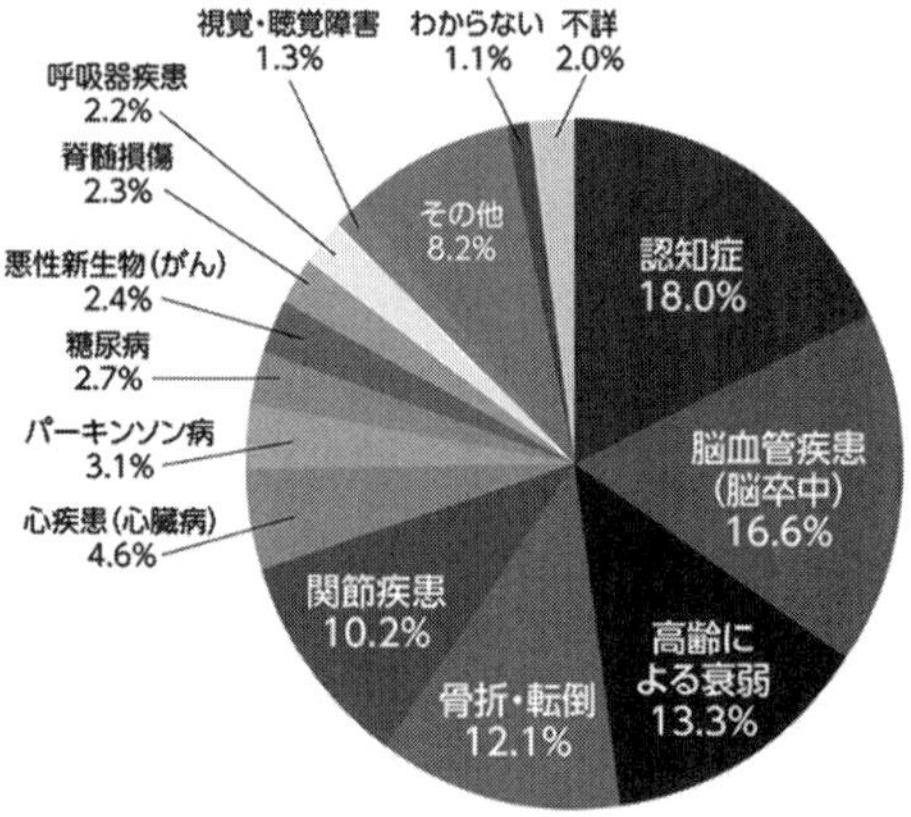

で、「脳卒中」「高齢による衰弱」「骨折・転倒」「関節疾患」と続きます。怖い病気として一位に挙げられることの多い「がん」は、このグラフでは、二・四パーセントの頻度にしかすぎません。

何をもって怖いというかは、その人の経験値に寄るところが大きいでしょうが、どのように死を迎えたいか、という視点で見てみれば、必ずしもがんが怖いとは限らないということになります。

二　あなたの周りにあるいろいろな死に方

これまで、死にゆく人と接したことがあるなら思い出してみてください。

その人はどんな病気で、どんな風に最期を迎えたのか――。

私の母は、大腸がんが再発したとき、余命半年と言われました。大腸がんは予後の良いがんですが、再発となると少々厄介なものです。思ったよりがんの進行が早く、みるみるうちに痩せていき、口からモノを食べることができなくなりました。できなくなったというより、食べたら閉塞を起こして死ぬから食べてはだめと病院側から言われてしまったのです。

そこで、鎖骨あたりから持続的な点滴を入れて、そこから栄養を投与する方法を選びました。自宅で過ごしていたので、毎日訪問看護師が来て処置をし、時々在宅の医師が診察をし、薬局からは薬剤師が痛み止めを持ってきてくれました。食べることができないだけで、あとは至って元気ですが、やはり徐々に弱っていくのは目に見えてわかりました。

最後は、高熱を出し、意識がもうろうとなったので、救急車で病院へ運んでもらいました。なるべく自宅で過ごし、ここが限界と感じたときに病院へ行く、というのはあらかじめ本人が決めたことでした。搬送された病院では、意識がはっきりしているときもあればほとんど昏睡状態にあるときもあり、結局、入院五日目に亡くなりました。

これはケース①に該当します。

一方、父はいろいろな病気を持ってはいましたが、明らかに③の経過をたどりました。原因はわからないけれど、少しずつ痩せが目立ち始め、食べることができなくなり、全体の動きが鈍くなりました。最後まで意識も知能も明瞭でしたが、延命医療は拒否していたので、まさに枯れ木のごとく、静かに亡くなっていきました。

繰り返しになりますが、例外はあるものの、病気で死を迎えるにあたっては、多くは①②③のどれかに当てはまることが多いように思います。


なぜ、このような話をするかといえば、現在は病院や施設で死を迎えることが多いため、人が死ぬところを観察することがなかなか難しいからです。これは極めて残念なことです。

後悔なく死ぬためには、死に対する恐怖を消さなければなりません。恐怖を覚えないようにするには、死ぬとはどういうことか知らなければなりません。死を知らずして死を恐れないというのはとても困難だと思うからです。

いわば死のイメージ化です。

もちろん、どんな風に死を迎えるかは誰にもわからないことですが、家族歴や既往歴を見直してみれば、確率としてどんな病気に罹るのかは、あらかじめ推測ができます。

家族にがんが多ければ自分がそうなる可能性は高いし、心臓や脳卒中の人が目立つようならば、これまた自分も同じ病気になるリスクは増大するでしょう。ヘビースモーカーなら、がんも心臓病も覚悟しておかなくてはなりません。

恐怖を打ち消すためには、恐怖の対象をよく知っておく。

これは、「死のレッスン」の第一歩といえるでしょう。

三　お迎えを待つということ

お迎え体験、あるいはお迎え現象を知っていますか？

死期が近づいたときに、すでに亡くなった、自分にとって近しい人が迎えに来てくれるという体験です。

医師や社会学者らが二〇〇七年に行ったアンケート調査があります。

遺族を看取った七〇〇人に対し、「患者が、他人には見えない人の存在や風景について語ったり、感じていたりした様子はなかったか」と尋ねる調査票を送ったところ、三六六人から返答がありました。そして、そのうちの四二・三パーセントが「あった」と答えたのです。

具体的には、（死んだ祖母が）ひとりでブツブツ誰かと話しているので、誰と話しているの？と聞くと「死んだおじいさん」と答えた、とか、亡くなった両親が部屋の隅にいた、あるいは、七年前に死んだ友たちが来てくれた、などなど。

すでにこの世にいない人が身近に来て、語り合ったり、触れたりしたというものでした。

皆さんは、どう思うでしょうか？

そんなことはあり得ない？

夢でも見たんでしょう？

薬で幻覚が見えたんじゃない？

……でしょうか？

実際、医療界では、「せん妄」といって、お迎え現象は亡くなる前の意識障害のひとつとみられていたのです。医療に携わる者の最も良くない思い込み……。それは、目の前で起こっていることや患者の発していることばが、馴染みのない、わけのわからないものの場合、それらを病気の症状や薬の副作用として片づけてしまうところです。

たとえば、急に人が変わったように振る舞う人を見たとき、昔は「狐が憑いた」と言われていました。診断学が発達した現代では、それは「パーソナリティ障害の一種」と診断されるかもしれません。「狐」が登場するよりも、病名がついた方が安心感があり、いかにもという感じがするでしょう。

現代社会において「狐が憑《つ》く」などということは誰も信じません。しかし、完全に否定もできないと思うのです。あまりに非科学的とはいえ、科学がすべてではないこともまた確かではないでしょうか。

「せん妄」は、アルツハイマー型の認知症や何らかの脳機能障害がある人で、手術を受けたり、入院や新しい施設に移ったりと環境が変わることなどが心理的なストレスとなり、軽度から中等度の意識障害を起こす状態です。薬物の影響を受けて発症することもあります。注意力や集中力がなくなり、自分のいる場所がわからなくなったり、周囲の人が見知らぬ人に見えたりして混乱をきたします。夜間に起こることが多く、ときに幻覚を見たり大声で叫んだりもします。

「せん妄」は原因を取り除き、生活のリズムを整え、安心感を与えることで症状は和らぎ、意識も明瞭になってきます。

これに対し、お迎え現象は、もともと意識がはっきりしています。その上で、死んだ誰かと会った、しゃべったと言っているのですから、これはもう、「せん妄」とは全くの別物と捉えるべきでしょう。

私自身、両親や親しい人を亡くしていますが、いずれもお迎え現象を体験しています。

母の場合。

眠っていたら、腰のあたりをトントンと軽く叩かれて、目が覚めたとのこと。しかし、腰に触れる手首と指先は見えたけど、すぐに消えてしまった。そのとき、隣室のテレビが急に音を出し始めたので、消しに行った、というものでした。

思わず、「誰か来ているの？」と声に出して尋ねてみたらしいのですが、時計を見ると夜中の一時半です。誰かが訪れる時間ではありません。

後日、「ああ、あれは誰だったのかしらねえ。でも、誰かが迎えに来てくれたんだわ」とその様子を教えてくれました。私も否定することなく、もしまた同じことがあったら教えてね、と言いました。母はすでに余命宣告を受けていて、それは亡くなる二か月前のことでした。

それからひと月後、また同じことがあったというのですが、相変わらずはっきり誰とはわからない。でも、手の様子から女性だったこと、すでに鬼籍に入ったふたりの姉と仲が良かったことから、姉たちだったのではないか、と言っていました。そう話す母の表情は穏やかで、死の恐怖どころかむしろ安らぎを感じているかのように見えました。

母の実家は、田舎の古いお寺でした。幼いころから日々お経を耳にし、人の生き死にを見て育ちました。本堂の裏には、小さいながらお墓がいくつかあり、そこは遊び場でもありました。比較的、この世とあの世が近い環境にあったといっていいでしょう。そのせいもあってか、お迎え現象のことは知らなくても、死期を悟っていた母は、不思議な現象を怖いとも不安とも思わずに受け入れ、まるで近所の噂話でもするかのような軽やかさで、自分の体験をつぶさに語ってくれたのでした。

父は、それより前に亡くなっていますが、ある日、天井を指さして、誰かと会話している様子を見ました。少し興奮していたことと、すでにことばが明瞭ではなかったこともあり、誰が来たかはわかりませんが、それがお迎え現象であったことは確かでした。

父は若いころからリウマチを患っており、ずいぶん痛みに悩まされました。手の関節の変形がひどく、それを気にして外出を控えていた節がありました。母と違って、あまり社交的ではなく気難しいところのある人でしたが、お迎え現象の後は、穏やかに眠る時間が多くなり、痛みを訴えることなく、本当に静かに旅立っていきました。

もし、自分が死を迎える段になったら、やはりお迎え現象を体験してみたいと思います。これまで見送った人や両親らがにこやかに笑って手を差し伸べてくれたら、そんな嬉しいことはありません。また、どんなにか心強いことでしょう。

実際、先のアンケートの結果では、お迎え体験をした後の患者は、一様に「落ち着いた」「痛みがやわらいだ」「死が怖くなくなった」と答えていると報告されています。

同調査では、お迎え現象の体験は、病院より家庭で過ごしているときに多く見られたといいます。家にいる安心感もありますが、病院で、もしそんなことを口に出せば、頭が変になったと思われたり薬を増やされたりすることを恐れて言えなかった、という人（家族）もありました。

お迎え現象を体験することが死の恐怖をやわらげてくれること……。

そして、それは病院や施設よりも、もっと安らげる自分の「居場所」で起こるらしいこと……。

これは、とても大切な情報だと思います。

四　突然訪れた死の瞬間の安らぎ

現在、日本人の死亡原因のトップは「がん」。

二〇一五年の厚生労働省の発表では、二位が「心臓病」、三位が「肺炎」、四位が「脳卒中」です。ここまではよく知られている病名ですが、では、五位は？　六位は…？

当時は、五位が「老衰」、六位が「不慮の事故」でした。

そして、二〇一九年には、「老衰」が三位になったという報道がありました。

「老衰」は病名ではありません。本当の意味で「老衰」とは何か、医学的に明瞭な定義はないのです。

あえていえば、厚生労働省の「死亡診断書記入マニュアル」からの引用として、「老衰は、高齢者で他に記載すべき死亡の原因がない、いわゆる自然死の場合のみ用いる」とあります。現在では、九〇歳以上で亡くなった場合には、例外を除いてほとんど解剖は行われません。ゆえに死に至る原因となる病名がわからないので、死亡診断書に「老衰」と書くのです。

さて、ここでは、病気で亡くなるケースを前提にしていますが、当たり前のことながら思いがけぬ「不慮の事故」で命を落とす人も少なからず存在します。その数およそ三八〇〇〇人、死亡総数の三・〇パーセントを占めています。

では、「不慮の事故」の内訳は何でしょうか。

多い順に、「窒息」「転倒・転落」「溺死および溺水」「交通事故」となっています。ちなみに不慮の事故に「自殺」「殺人による死亡」は含まれていません。


マシュー・オライリーというアメリカの救急救命士がいます。

救急救命士とは、事故や病気などで死の危険が迫ったり、あるいはそれに準じた状態のときに救急車にてしかるべき医療機関に搬送する役目を持つ人々のこと。救急救命士になるには、国家試験に合格する必要がありますが、今や男性ばかりではなく女性にも人気の高い医療職のひとつです。

マシューは、救急救命士として、多くの人々の死にゆく場面に遭遇しました。救急車のなかで行われる救急処置の功なく亡くなっていくのを見るのは想像を絶する辛さがありますが、彼はその経験のなかから、まさに命の灯が消えようとするその瞬間の人々について、とても興味深い話をしています。

「私は死ぬの？」

死を察したときに、しばしばこのような質問がマシューに投げかけられます。そのときに、本当のことをいうべきかそれとも嘘を口にすべきか、長い間マシューは迷っていました。もし、本当のことをいえば、人は絶望し、さらに苦悶に喘ぐのではないか。そのことを恐れ、真実をありのままに伝えることはできなかったといいます。

ところがある日、バイク事故を起こした青年から、このセリフが放たれました。

「僕は死ぬの?」

マシューは、はじめて正直に答えます。

「あなたはすぐに死にます。そして私にできることは何もありません」と。

その瞬間、彼はその目の中に安らぎをたたえ、死を受け入れた様子をはっきりと見せたそうです。

その後、マシューは同様の事態に遭遇したときに、嘘をいうのをやめ、常に真実を伝えるようにしました。すると、ほとんどの人は同じ反応を示したそうです。

「受け入れ」と「安らぎ」です。

マシューが出遭ったのは、その多くが緊急事態における突然の死、です。

当人にしてみれば、ほんのさっきまで死を意識せずに当たり前のようにしてこの世に存在していたはずです。それが事故や災害によっていきなり死に直面した、いや、否応なく直面させられた。死の準備など考えもしなかったでしょう。

ところが、はっきりと「あなたは死にます」といわれ、それを瞬時に受け入れる……。にわかには信じがたいことです。

しかし、マシューははっきりとこう述べています。

「一般的に、死の瞬間は安らぎと受け入れることで満ちている」と。

エリザベス・キューブラー・ロスの著書に『死ぬ瞬間』があります。そこには、人間が死を受け入れるまでに乗り越えなければならない五つの段階について書かれています。

その五段階とは、

① 否認、

② 怒り、

③ 取引、

④ 抑うつ、

そして、⑤の受容です。

①の否認とは、自分が死ぬということは嘘ではないかと思い、それを拒否することです。

②の怒りは、なぜ自分が死ななければならないかという怒りを覚え、その感情を周囲に向けること。③の取引とは、何とか死なずにすむように、取引をしようとする行為です。た

とえば、神様に向かって、今後二度とタバコもお酒もたしなまないので助けてください、とお願いするのはこの③に含まれます。④は、どうやっても死から逃れられないと知って気持ちがうつ状態に陥り、何もする気がなくなってしまう状態。そして⑤、ようやく自分の死を受け入れることになる「受容」。この五段階を提唱しました。ロスのこの理論には反対や非難の声もありましたが、世界中で『死ぬ瞬間』が読まれ続けてきたことを思うと、①〜⑤の順番や経緯に多少の違いはあっても、死を意識したときに誰もが覚える感情がまとめられているといえるのではないでしょうか。

救急救命士のマシューの告白を読んで考えさせられるのは、「死の瞬間」は安らぎであること、それは死を宣告され、自分が死ぬという事実を瞬時に受け入れることで生まれること、がわかります。病気とは異なり、一瞬のうちに生から死への転換が訪れたときには、①②③④を一気に飛び越え、⑤の受容に至るのだという事実。そこには生と死の現実の厳しさに打ちのめされることのない、人間の逞しさを垣間見るような気がします。

「死を受け入れる」

どうしたらそれができるのか。考える続ける必要はありますが、「自分の死を認めること」が「楽に死ぬ」ことの必須条件なのだと、マシューと彼が出逢った人々が教えてくれているのではないでしょうか。

ちょこっとコラム① ピンピンコロリは、本当に幸せ？

一九八〇年代から、「ピンピンコロリ」ということばを頻繁に耳にするようになりました。もとは、長野県で健康長寿体操が考案された際に、北沢豊治氏が日本体育学会で「ピンピンコロリ運動について」と題した話をしたのがきっかけとか。

「元気で、はつらつとして毎日を過ごし、病気で苦しむことも寝たきりになることもなく、ポックリ死ぬ」のが理想的とされ、一時はこのことばがブームとなりました。略してＰＰＫともいいます。

長野県は、かつて脳卒中などが多かったのですが、減塩運動などで見事その汚名を返上し、日本一長生きの県として、名を馳せました。県内には、ピンピンコロリを願ったぴんころ地蔵もあります。

二〇〇〇年に介護保険が成立するまで、介護は家のなかで、身内だけで解決するのが当たり前でした。ピンピンコロリに期待する裏側には、長い年月、介護で苦労した嫁たちの声なき声が聞こえてきそうでもあります。

でも、本当にピンピンコロリで死ぬのがいいのでしょうか？

ピンピンコロリというのは言い換えれば「突然死」のことです。

高齢の方が口にすることばに「人に迷惑かけたくない」というのもあります。ピンピンコロリには、自分も苦しまないけど、周囲の人の手を煩わせたくないという願いも込められているようです。

でも、本来、人間は共同体のなかで生活をし、助け合い支え合って生きてきました。四〇万年前に地球上に生存していたネアンデルタール人のころから、人は集落を作って暮らしていたことがわかっています。

そうであるなら、人は誰かの助けを借りなければ生きてはいけず、支え合うのが当たり前のはず。現代があまりに便利にできているために、ひとりで生きていけると勘違いしているのではないでしょうか。

それは人間の傲慢というものでしょう。

「誰にも迷惑をかけずに死にたい」ということばを聞くと、現代社会のつながりの希薄さや冷たさ、自分だけで生きていくのが当然という、うすら寒さを覚えます。

迷惑をかける、かけないではなく、支え合っていくのだと表現を変えれば、また違う視点で物事が見えてくるのではないでしょうか。

病気になること、認知症になること、寝たきりになること、それがそんなに不幸なことでしょうか。人間なら誰しも病気になり、歳をとっていきます。それが不幸だなどという認識を持つこと自体、おかしな話だと思うのです。

もし、そのような事態が不幸だというなら、そう感じさせる社会がおかしいと思わなければなりません。現代人の感性が変だと反省せねばなりません。

一〇〇歳になった方が「ピンピンコロリで死にたい」というのは理解できます。大往生を遂げたと誰もが口を揃えていうことでしょう。

でも、まだ若くこれからという人々が同じセリフを吐くのは、どこかこの世の中がおかしいのです。自分がそんな死に方をしたときに、周りの人がどんなに悲しむか。その想像力が欠けていることもまた、首をひねりたくなる事態です。

あっという間に苦しむことなく死ぬ、そこには自分だけ楽ならそれでいいという、自分勝手な願いが見え隠れしています。

「いつ死んでもいいように毎日を精一杯生きる」ということと、「ピンピンコロリで死にたい」ということは別の話です。

楽に死ぬ＝ピンピンコロリで死ぬ、ではありません。

人生で遭遇する悲しい出来事や辛いこと、愛する人を見送った後の虚無感や喪失感……。生きていくうえで避けられない事柄すべてを乗り越えて、そして今度は穏やかに自分の死を受け入れ、人に支えてもらいながら死を迎える……。

そんなありふれた死の日常を、有難く思う気持ちを忘れてはいけないと思います。

第二章　死ぬ間際に行きたいところはありますか？

一 「ラスト・ドライブ」ドイツ発、願いの車

私が、死に方について深く考え、書き綴り、まとめ上げることを決めたのは、「ラスト・ドライブ」というドキュメンタリー番組を見たことがきっかけでした。

ドイツの北西部の町、エッセン。

番組は、「願いの車」と書かれた車が颯爽と走っている場面から始まります。

「人生の最期のとき、人は何を思いどこへ向かうのか」

というナレーションとともに。

「願いの車」は、文字通り余命の限られた患者の願いを叶えることをめざす民間団体によって運営されています。

三人のスタッフと八〇人のボランティアで構成され、これまで何人もの患者の願いと向き合ってきました。

冒頭に登場するのは、八四歳になるがん患者、マグダレーネです。気管支がんが脳に転移を起こしつつある末期患者ですが、彼女の最期の願い、それは「海に行くこと」と「北京ダッグを食べること」でした。

ホスピスから連絡を受けたスタッフは、さっそく彼女の願いに応えるため、ホスピスの職員と打ち合わせをします。

日程や、どこの海に行くのか、同行するボランティアを誰にするのか、具体的な話し合いが行われます。登録していたボランティアのなかから選ばれたのは、終末期医療の経験のある女性看護師、引退したソーシャルワーカーの男性、救命士の男性の計三名。

風の強い日に、マグダレーネを車椅子のまま「願いの車」に乗せ、片道二五〇キロメートル先の海に向かいます。

末期患者といえば、寝たきりのまま酸素吸入のチューブやドレーンにつながれ、意識もほとんどない姿を想像する人も多いのではないでしょうか。

しかし、マグダレーネは、移動こそ覚束ないものの、歩行器で歩き、たばこを吸い、言いたいことを口にします。かろうじて末期の状態であることがわかるのは、車のなかでモルヒネのせいで喉が渇くと訴えるシーンだけです。

海辺のカフェには、砂浜でも動かせるよう、専用の車椅子が用意されています。それは、前もって打ち合わせをしていたわけではなく、カフェには以前からよく似たような患者が訪れるために、彼らが砂浜で過ごせるよう、より近いところで海が見られるよう、準備されていたものでした。

砂浜でもたばこを吸うマグダレーネ。

彼女のがんがもともと気管支から発生していることから、若いときからヘビースモーカーだったことが推測できます。でも、誰もそれを咎めるどころか、むしろ率先して彼女が吸いやすいように強風から守ってあげたり火をつけてあげたりするのです。

日本の狂信的な禁煙運動家には、いかなる状態でもたばこを吸わせないと豪語する人がいますが、いかにそれが空しいことか、よくよく考えてもらいたいものだと思います。

カフェの次に出かけたチャイニーズのレストランでは、希望通り北京ダックを口にします。スタッフらと四人で興じながら北京ダックを頬張る姿は、とてもがんの末期患者とは思えません。

死んだ夫が浮気を繰り返していたこと、姑の世話もしたこと、貯金がなかったこと……。つらかった思い出を、はじめて会ったボランティアスタッフ相手に滔々と打ち明けます。そして、

「皆、死んでしまった。でも、私は生きている」

と、マグダレーネは堂々と胸を張って話すのです。

海への「ラスト・ドライブ」から一週間後、同行したスタッフのひとり、元ソーシャルワーカーのペーターは、愛犬とともにマグダレーネの元を訪れます。犬を見たら、きっと

喜んでくれるだろう、ほかに何か希望があったら叶えてあげたい。そう考えて自分の車を走らせます。

ところが……。

マグダレーネは、それを拒否するのです。

――もう、何も希望することはない――。

そう言いながら、頭を墓地の方向に向けました。

死を受け入れたマグダレーネ。その前で、ペーターも、テレビの前の私たちも、成す術のないことを思い知らされるのです。

それから一〇日後にマグダレーネは息を引き取ります。

ラスト・ドライブから一七日後のことでした。

死を受け入れた人間の強さと潔さがこころに残りました。

そして、そうさせたのは、「願いの車」、つまり最期の夢を叶えたラスト・ドライブがあったからこそ、なのだと思わずにはいられません。

「願いの車」で最後のドライブをするのは、海や湖などの場所へ行く人ばかりではありません。

「自分の家へ帰りたい」と思い、「願いの車」を依頼する人もいます。人生の最期、場合によっては自宅へ帰ることさえ困難であることが、このことから伺えます。

日本でも、最期は家で、との国民の願いを叶えるべく、数年前から在宅医療に力を入れてきました。ここ数十年、日本では、生まれるのも病院、死ぬのも病院という人が大多数を占めてきました。何の疑問もなく、人生の始まりと終わりを病院任せにしてきましたが、本当にそれでいいのかという思いが表面化してくるとともに、終末期医療には莫大なコストがかかり、それが国民医療費に反映することから、国も最期は家で迎えることができるよう、本腰を入れ始めました。ただし、そのためのインフラ整備や国民の意識はまだ熟しておらず、理想は遠いままですが……。

さて、「ラスト・ドライブ」の最後の登場人物は、五〇歳になるトレステンです。

一年前にがんが発覚。原発は胃がんでしたが、脳や肝臓、肺など全身に転移した、まさに末期患者です。五〇歳とはいかにも若い。同じ職場の恋人と結婚を考えていましたが、今やそれも叶わぬ夢となりました。

ひとりでは起き上がることもできないトレステン。

彼のラスト・ドライブの行き先は、「ウンターバッハ湖」。デュッセルドルフからほど近い、とても美しい湖です。そこは、仕事が終わった後、毎日のように婚約者とデートをした思い出深い場所でした。

当日、スタッフが入院先のホスピスまで迎えに来てくれます。ストレッチャーのまま車に乗り込み、途中婚約者の職場に寄り、彼女と合流。トレステンの主治医も同乗し、湖まで車を走らせます。

湖畔のカフェにはすでに連絡済みですが、スタッフは、カフェで食事をしていた他の客にも、「願いの車」の説明をし、理解を求めます。

ビール、ワインに加え、大盛りのグリーンサラダに手を伸ばし、おいしそうに頬張るトレステン。前半で紹介したマグダレーネもそうでしたが、とても末期がんとは思えない食欲です。そばに寄り添う婚約者もひとときの安らぎを楽しんでいるかのようでした。

トレステンは、若いだけあって、自分の今の境遇についてときに悔しさをにじませます。

結婚もしたかったし、やりたいことはたくさんあったと。

「もっと、生きたかった。それが一番の願いだ」

淡々とした笑顔で話すトレステン。

湖畔のカフェで、婚約者の女性は語ります。

「彼の病気で、何もかもが変わってしまった。思い描いていた未来はすべて消えてしまった。でも、前より彼を愛しています。それだけは変わらない」

そして、

（このカフェのなかで）私たちはいちばん幸せね」

「また、来ましょうね。今度は外のテラスに座って。きっと来られるわ」と言い、彼にそっとキスをします。

それが叶わない夢だと誰もが知っているのに、彼女の言葉に頷くトレステン。寄り添う二人の姿の美しさに、胸が痛みます。

それから二四日後に、トレステンは息を引き取ります。

後悔や思い残したことがあると、死を受け入れることはできません。死を受け入れることができなければ、楽に死ぬことはできません。

死期の迫った患者に、後悔のないよう最後のドライブを提供する、この試みは、楽に死ぬために、欠かせないと思いました。

しかし、日本ではこのようなシステムはほとんどありません。

ドイツでさえ「願いの車」はボランティア団体によって運営されているのです。

死を迎える場所だけでなく、死を迎えようとする人に何が必要か。肉体的な苦しみや精神的な辛さを回避して、その人らしい死に方をするにはどうしたらいいか。

そのヒントのひとつが「ラスト・ドライブ」にあったのです。

二　日本にもあった！「願いの車」

ドイツの「ラスト・ドライブ」を知って感動し、日本にもこんな取り組みがあったら、と思っていましたが、なんとありました！　日本版「ラスト・ドライブ」が。

何気なく、朝、ＮＨＫのニュース番組を見ていると、末期のがん患者を希望の場所に連れていく、という内容の放送が流れました。もしやこれは、あの、ドイツで行われている「ラスト・ドライブ」と同じではあるまいか、と目が釘付けになり、驚くやら嬉しいやら……。

さっそく、「願いのくるま」という名称で活動をしている会社に連絡をし、訪ねてみました。

「一般社団法人　願いのくるま」の母体は、「タウ」という自動車関連の会社で、埼玉県大宮駅に隣接したビルに本社を構えています。「タウ」の事業をホームページで見ると、車の買取・販売・輸出・オークション、とあります。「願いのくるま」の活動は、その名の通り車は必要だけれど、タウの事業には医療や福祉の気配は微塵も感じられません。

いったいどういうこと？

タウは、主に事故車を取り扱っています。もともと、会社の業績が安定したら、社会に貢献できることをしたいと考えていたという社長の宮本明岳《あきたか》さん。車を扱うことに慣れている自分たちができること、それが「願いのくるま」だったといいます。それまで、交通事故で半身不随になった方などとの接触もあり、目の前で苦しんでいる人や終末期を迎えつつある人のために何かできないかと考えたそうです。「車」と「終末期の人」と「社会貢献」のドッキングが、この「願いのくるま」を生んだのです。

社内で、「願いのくるま」専属スタッフを公募したところ、思いのほか多くの人が手を挙げてくれて嬉しかったとも。そのひとり、佐藤由季さんはまだ若く、瑞々しい女性です。

しかし、これまで医療や福祉とは何の接点もありません。病院や高齢者が暮らす施設に片っ端から電話をしても、ケンもホロロの扱い。医療や福祉の世界は教育分野と同様に、閉鎖的で外部の人を寄せ付けない雰囲気を持っているのです。

そのなかで、「願いのくるま」に賛同してくれるホームホスピスをようやく探しあてることができました。私が偶然見たＮＨＫの番組は、このホスピスで最期を迎えようとしている女性を取り上げたものだったのです。

二〇一七年度から準備を始め、現在は、酸素ボンベなどを備える民間の救急車を用い、ナースを同行させ、患者が希望する場所に連れて行く、という活動がようやく軌道に乗ったところなのでした。「願いのくるま」で、母校のバスケットボールの観戦をした人、シーパラダイスへ行ってイルカと泳いだ人、コンサートへ行った人、それぞれ最期の願いを果たして、心穏やかにあの世へ旅立っていかれました。

タウの社員の平均年齢は三三歳ととても若い。しかも本社は女性が四割を占めています。国籍もいろいろで、ほとんどの会社がことばだけで終わっている「ダイバーシティ」を、タウではきちんと実践しているのです。

これは私の印象ですが、懐の深い会社は、人種や性別にこだわらず社員が働きやすい環境をつくっているように思えます。しかし、いわゆる「ブラック」と呼ばれる会社は労働条件のみならず、一部の人だけが得をし、性別も偏っている傾向にあります。社会貢献など考えていない会社が多いのではないでしょうか。

今のところ、「願いのくるま」は一都六県にとどまっていますが、今後は東海エリアにも拡大していくとのこと。メディアで取り上げられる機会も増え、今後ますます注目を浴びることになるでしょう。

二〇一九年二月、「願いのくるま」は、「全国アートコンテスト」を企画・開催しました。タウではターミナルケアを受けている人だけでなく、障害者にも同様の支援を行っているのですが、その活動の一環として行われたものでした。障害者手帳を持っている人を対象に、〝「願いのくるま」で行きたい場所〟をテーマに、作品を募集しました。

たくさんの応募作の中から最優秀作に選ばれたのは、田尻はじめさんの「未来への架け橋　角島大橋」です（https://tau-contests.com/をご参照ください）。

受賞コメントをそのまま引用させていただきます。

「願いのくるまのような活動があることは素晴らしいことだと思い応募させて頂きました。新潟県の豪雪地帯に住んでおり、冬はなかなか外に出られないので、家にいると気持ちが塞ぎこもりますが、外に出ると生きる活力や気持ちがリセットされるので、真夏の暖かいところに行きたいという気持ち、明日から頑張ろうという気持ちをこめて橋を描きました。」

ターミナルケアを受けていたり、心身に障害があったりすると、外出がままなりません。田尻さんの喜びのコメントはそのことを如実に教えてくれています。

受賞作品をあらためて見てみます。

柔らかな雲の浮かぶ青い空、優し気に波打つ海、後方に見える緑豊かな山々。そこに架かる長い橋を軽やかに走る「願いのくるま」。希望と喜びにあふれた作品です。

障害があっても死が近くても、誰もが「生きる」権利を持っている、それを謳歌することのできる社会でありたい、そんな思いを抱かせてくれる絵に、しばし目が離せなくなってしまいました。

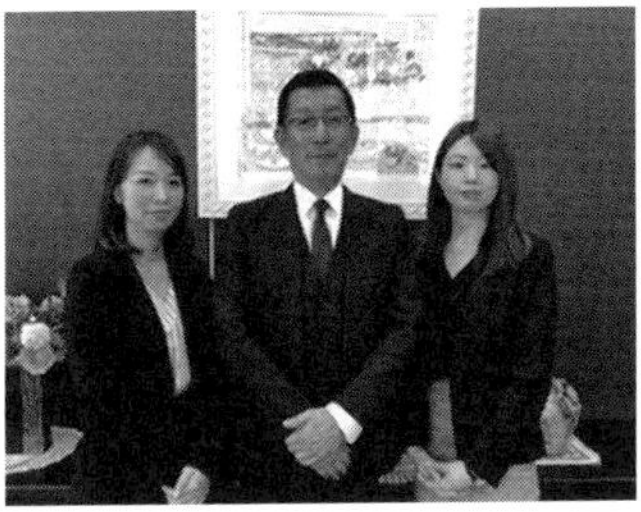

左から、佐藤由季さん、「願いのくるま」理事の宮本明岳さん、広報の岩永若子さん。(「タウ」本社にて)

第三章　安楽死と尊厳死

一　日本の安楽死事情

二〇一八年、脚本家・橋田寿賀子さんの「安楽死宣言」が話題になりました。ズバリ！『安楽死で死なせてください』のタイトルで新書も刊行されています。

多くの人が、無駄な延命治療は避けたい、と口にする時代になり、橋田さんのような願いを明らかにする人が出てもおかしくはありません。好意的な気持ちで受け止めていましたが、最近、橋田さんは「安楽死はあきらめた」「日本では難しそう」と公の場で話すようになりました。

いったい、これはどうしたことでしょうか。

まずは、マスコミにおいても使い方が混乱している「安楽死」と「尊厳死」について、きちんと押さえておく必要があります。

二〇一八年二月、カトリック教徒の国イタリアで尊厳死を認める法律が施行されたニュースが報じられた際に、読売新聞が両者の定義に触れていますので、それを紹介しましょう。

読売新聞の記事によれば、次のようになっています。

「尊厳死」は、患者の意思に基づき、生命維持治療の停止や不開始により患者を自然に死に至らせること。

「安楽死」は、苦痛を訴える患者に医師などが致死薬などを提供することで死期を早めること。

つまり、尊厳死は、まさに無駄な延命治療をやめて、患者を自然に死なせてあげましょう、という意味。一方、安楽死は、人為的に（医師によって）死期を早めてしまうことになります。

さらに付け加えれば、尊厳死があくまで自然に死を迎えるのに比べ、安楽死はわざわざ死に至らしめるための操作を施すことで不自然な死という含みを持ってしまうのです。

橋田さんは、単に皆に迷惑をかけたくない、そのときが来たら自分で納得したうえで死んでいきたいという思いを表明しただけのこと。つまりは尊厳死を望んでいたのではないでしょうか。

私は、最終的に「納得した死を迎えるための必要条件」の提供を、目的のひとつにしたいと考えています。そこに至るまでの、死をめぐるさまざまな状況について考えてみようと、いろいろな視点でテーマを設定して書き綴っています。

一口に「納得して死ぬ」といっても、それがどういう意味か、人によって異なっているであろうことも視野に入れています。

「安楽死」をめざすのではなく、「納得して、楽に死ぬ」ことをめざす。「楽に」には「自由に」のニュアンスも含まれています。

そう考えれば、橋田さんの主張も決して非難されることはないはずです。

橋田さんの著書『安楽死で死なせてください』に「ディグニタス」というスイスの団体が登場します。日本では「自殺ほう助団体」とか「尊厳死ほう助団体」と訳されています。正確には「自殺をほう助することによる尊厳死をめざす団体」というべきだと思うのですが、それはさておき、スイスでは、日本では違法とされる「安楽死」ができるとみなされ、世界中から注目を集めていて、橋田さんもその著書のなかで、死ぬときはスイスのディグニタスに行きたいとはっきり述べているのです。

「安楽死」したいという橋田さんに対し、賛成より反対の声のほうが目立ちました。

在宅医という立場で、長年多くの患者を看取った経験を持ち、現在でも多くの末期患者たちの診察にあたる長尾和弘氏は、わざわざ安楽死したいといわなくても、好きな場所で、好きなことをしながら、じょうずに緩和ケアを受けることで、穏やかに死ぬことができる、といいます。先に書いたように、「安楽死」とは、まだ余命があるにもかかわらず、人為的に死期を早めてしまうことにつながりますから、長尾さんはその反対表明のなかで、橋田さんに、「大丈夫です、自分らしく死ぬことができますよ」、と教えてあげているのです。

また、「安楽死」そのものの概念が日本（の文化）には合わない、と明言する人もあります。欧米のように、個人の意思を最大限に尊重する風土を持つ国の人々と、個人の意思よりまず家族の意向や周囲の気持ちを考えてしまう日本人のような民族とでは、たとえ「安楽死」に関する議論をしても噛み合わない。

欧米と日本の違いというとやや漠然としていますが、少し前まで、死を意識するような病気がわかったとき、本人ではなく家族にまず事実を伝えるというようなことが自然に行われてきた日本の状況を考えれば、少し理解がしやすいかもしれません。今でも、本当の病名は本人には告げないでください、と家族が依頼するケースは決して少なくないでしょう。それぞれの事情があるとはいえ、個の存在より社会や家庭のなかでの位置づけのありようの方を重視する日本では、「安楽死」を考えたり、議論したり、そのようなことは似つかわしくないのだと思います。

橋田さんの「安楽死させて」という発言が注目を浴びたうえに、賛同よりむしろ非難されてしまったのは、そんな背景があるからだともいえるのではないでしょうか。

しかし、橋田さんの清々しいまでの「安楽死させて」との声に、自分もそう思う、と感じた人は案外多いのではないかと思います。その難しい定義や尊厳死との違いなどはさておいて、それぞれのなかで持つ「安楽死」の意味は違っていても、それを望む橋田さんの心情に、我が意を得たりと考えた人はあったはずです。

でも、そういう賛成派の声はかき消され、せっかく死について考える機会を持ったのに、反対か賛成か、の短絡的な議論にすり替えられてしまったのは本当に残念なことでした。

橋田さんは本を上梓したあと、死や安楽死をテーマにしたインタビューをいくつか受けています。それを読むと、次のようなことばが登場します。

いわく、

「生まれるのは自由じゃないけれど、死ぬときくらいは自由に選ばせて」

「することが何もない。もう欲がない。恨みっこなしで死ぬわ」

「あの世には期待していない」

「死ぬってことは、眠りの安らぎがずっと続くということ。だから怖くない」

などなど……。

「安楽死」云々という狭い枠のなかで考えているのではなく、年輪を重ねて橋田さんなりに人生観、死生観を述べていることがわかります。

また、こんなこともいっています。

「若いときから死に方について考えることは、生き方を見つめ直すことになるし、人生を豊かにしてくれるはずです」と。

この言葉を否定する人はいないでしょう。

橋田発言を巡る騒動の根底には、それだけ私たちが普段死を意識していないノー天気な日々を送っているという現実があります。騒動を起こすのではなく、まずは自分の「死」を考える。橋田さんが求めているのは、とてもシンプルなことなのだと思うのです。

二　世界の「安楽死」事情　①

気鋭のジャーナリスト、宮下洋一氏の『安楽死を遂げるまで』は、安楽死が認められている世界各国の安楽死の実際をルポした力作です。おそらく、これほどまでにリアルな安楽死を描いた著書はほかには見当たりません。

取材先は、スイス、ベルギー、オランダ、スペイン、アメリカ（一部の州）、日本……。ただし、日本では安楽死は認められていないので、過去に患者を安楽死させたとして罪に問われた医師たちを取材しています。

スイスでは、安楽死を希望する患者に、鎮痛麻酔薬を混入した点滴を打ちます。ストッパーがかかっているため、針を刺したときには薬剤は体内に入っていきません。患者がみずからストッパーを外すことで、薬剤はたちまち体内に吸収され、あっという間に死に至ります。このように、患者がみずから命を絶つことを助ける方法は、「自殺ほう助」と呼ばれています。

安楽死が認められている国であっても、簡単にそれができるわけではありません。膨大な書類を事前に用意する必要があり、また本当に死を迎えてもいいのかという確認作業が何段階にもわたって続けられます。なかには、安楽死に強く反対する医師たちもいます。

宮下氏は、安楽死に立ち合い、ほんの数分前まで楽しかった思い出を語っていた女性が、みずからの意思で帰らぬ人となることに激しく動揺します。彼はそれを「他人に見守られながらの自殺」と表現しています。そして氏は、自分にできることはなかったのか、彼女の行為を止めることをしなくて良かったのか、と後悔と自責の念に駆られるのです。

また、オランダでは、親しい人々と最後のパーティーを開いた後、麻酔系の薬と沈静系の薬を医師の手によって注射され、心停止に至った男性が登場します。こちらは、医師による注射で命を絶つことから、「積極的安楽死」と呼ばれている方法です。

安楽死を望むのは、がん患者ばかりではありません。精神疾患や難病、うつ病の患者が安楽死を選んでいます。そして、氏は丹念な取材を続け、そこに至る背景と残された家族たちの赤裸々な声を次から次へと書き綴っていくのです。

いずれも、安楽死の現実と宮下氏の率直な思いが詰まった、とても「濃い」内容です。いまは死に関心がない人も、いずれ死から逃れられないことを悟ったときに、手に取ることをお勧めしたい一冊です。

二〇一六年、「世界一きらいなあなたに」という映画が製作・公開されました。舞台はイギリスですが、製作は、アメリカとイギリスの合作になっています。

主人公のちょっと変わった女の子が、あるお屋敷でアルバイトをすることになります。

仕事の内容は、そのお屋敷で暮らす車椅子の男性の介護。その男性は、数年前まで前途洋々の若者だったのに、事故で半身不随になり、以後ひっそりと両親とともに屋敷で暮らしている、という設定です。明るくてユニークな女の子は最初気難しい男性に戸惑いますが、徐々に心を通わせていき、やがてふたりは愛し合うようになります。でも、男性の状態は良くなるどころか、だんだん悪くなっていくばかり。最後、女の子の懸命な愛に応えることなく、予定通りみずから望んでスイスに渡り、女の子と家族に見守られながら安楽死を遂げる、そんなストーリーです。

この映画は、結末が読めないラブストーリーとして、また主人公の愛らしさや車椅子生活を送る男性の最後の選択などが話題となり、日本でもヒットしますが、公開後、障害者支援の活動家らからの非難を受けてもいるのです。非難は、映画の内容が自殺ほう助であり、安楽死を推奨し、障害者の人権を無視している、というものでした。

純粋なラブストーリーとして単純に楽しめない点は多々ありましたが、どんなに周囲に愛されても自ら死ぬ選択を変えない男性の苦悩と、死んでからもなお深い愛に包まれる主人公の女の子の、やがては前に進んでいくであろう未来を予感させる姿に、感動を覚えました。同時に、安楽死の是非についても考えさせられ、私は結末を予感してか、途中から涙が止まりませんでした。

映画のなかで、安楽死を選ぶような男性に恋心を抱く女の子に対し、激しい怒りのことばを投げるのは、女の子の両親（とくに父親）でした。愛する娘を思ってのことでしょうが、安楽死賛成・反対という単純な対立構造を超えた複雑な様相を映画は示してくれていました。

映画は、安楽死について肯定している内容ではありません。でも非難もしていない。安楽死を選んだひとりの人間の生きざまと彼が残した愛あふれる手紙を読んで、先に歩んでいこうとする女の子の姿を見せて終わります。肝心なのは、「現実を知ること」と「考えること」なのです。

さて、宮下氏は、著書のなかで、日本最初の安楽死事件として、一九九一年に起きた東海大安楽死事件を挙げています。まだ若き医師が、苦しむ患者の家族に強く頼まれ、やむなく塩化カリウムを注射し死に至らしめたとされ、殺人か否かと騒がれた事件でした。家族の証言との不一致や齟齬《そご》などがあって真実は藪のなか状態になりますが、結果的にこの医師は、懲役二年執行猶予二年の有罪判決を受けます。

医師が直接手を下した安楽死事件として、大きな反響を呼びましたが、一時的に盛り上がった安楽死をめぐる議論も、いつのまにか尻切れトンボで終わったしまった感があります。

医師ではなく、家族の手による安楽死をめぐる裁判は過去にもあり、そのひとつが一九四九年の「母親殺害事件」と呼ばれているものです。

脳卒中で全身が動かなくなった母親に執拗に頼まれ、青酸カリを飲ませた息子が殺人罪に問われた事件でした。この母親は在日朝鮮人で、戦後国に帰ることを楽しみにしていましたが、病気でそれが叶わなくなり、生きる希望を失ったのです。これは安楽死ではなく、嘱託殺人であるという検察側の言い分と、あくまで安楽死だと主張する弁護側が法廷で激しく闘ったケースです。この息子には、懲役一年、執行猶予二年の判決が下されました。安楽死を論じる法律がなかったために、刑法の枠組みのなかで論争が繰り広げられた結果でした。

当時は、これほど長寿の国になるとは想像がつかず、安楽死を国レベルで考える土壌はありませんでした。戦後の復興と経済の発展を必死にめざしていたころのこと、この事件を深く掘り下げて国民の関心を喚起させるには至りませんでした。

それから七〇年、今ようやく、私たちに、自分の生き方や死に方を考える余裕ができたといっても過言ではないでしょう。

いいか悪いかという類のことではありません。

結論は出ないにしろ、「死に方を自分のこととして考える」——それがいま私たちに問われているのだと思います。

三　世界の「安楽死」事情　②

現在、安楽死を容認している国は、オランダ、ベルギー、ルクセンベルク、カナダなど。自殺ほう助を容認しているのが、スイス、アメリカのコロラド州やワシントン州などです。

二〇〇二年に世界ではじめて安楽死を合法化し、安楽死容認の代表国といわれるオランダでは、近年、頭の痛い問題を抱えています。

それは……。

世界中で患者が増えている認知症患者への対応です。

オランダの安楽死法では、安楽死の条件を六つあげています。

①　患者が熟慮のうえで、自由意志に基づいて要望していること。

②　耐えられない苦痛があり、回復の見込みがないこと。

③　完全な情報提供が医師から患者に対してなされていること。

④　他に手段がないこと。

⑤　独立的な立場にある第三者が診察をしていること。

⑥　医学的に十分な注意を払って医師が行為をしていること。

この条件に基づいて、オランダでは二〇一八年の死亡者一五万三、三六三人のうち、三・

九パーセントに当たる六、一一六人が安楽死を選んでいます。

安楽死を選んだ患者の病状は、「がん」が六〇パーセント以上で最も多く、次いで、「複数の障害」、「神経障害」と続き、「認知症」は二〜三パーセントを占めています。

オランダで、認知症患者の安楽死についての課題が浮き彫りになったのは、二〇一六年の事件がきっかけでした。

二〇一六年四月、高齢者施設に入所していたアルツハイマーの女性に対し、医師がコーヒーに鎮静剤を混ぜて眠らせ、致死薬を注射しようとしました。もちろんこれは、書面で事前に女性が安楽死希望の意思表示をしていたことに基づいての行為でした。通常なら、このままやすらかに眠ることができたはずですが、この女性は鎮静剤が十分に効かず、途中で起き上がってしまいます。医師は、安楽死を執行するために、家族に押さえつけてもらい注射をし、死に至らしめたのです。

問題となったのは、女性が事前に安楽死を希望していたにもかかわらず、施設に入ってからは周囲に「死にたくない」と話していたこと、病気が進行し認知症が何なのかも理解できなくなり、女性の意思が再確認できなかったこと、最後は、家族や他の医師の意見を聞いたものの、本人には安楽死に至る行為の説明をしなかったこと、でした。

つまり、アルツハイマーの初期には、自分の意思を表明できても、病気が進むにつれ、

オランダにおける認知症患者の安楽死件数

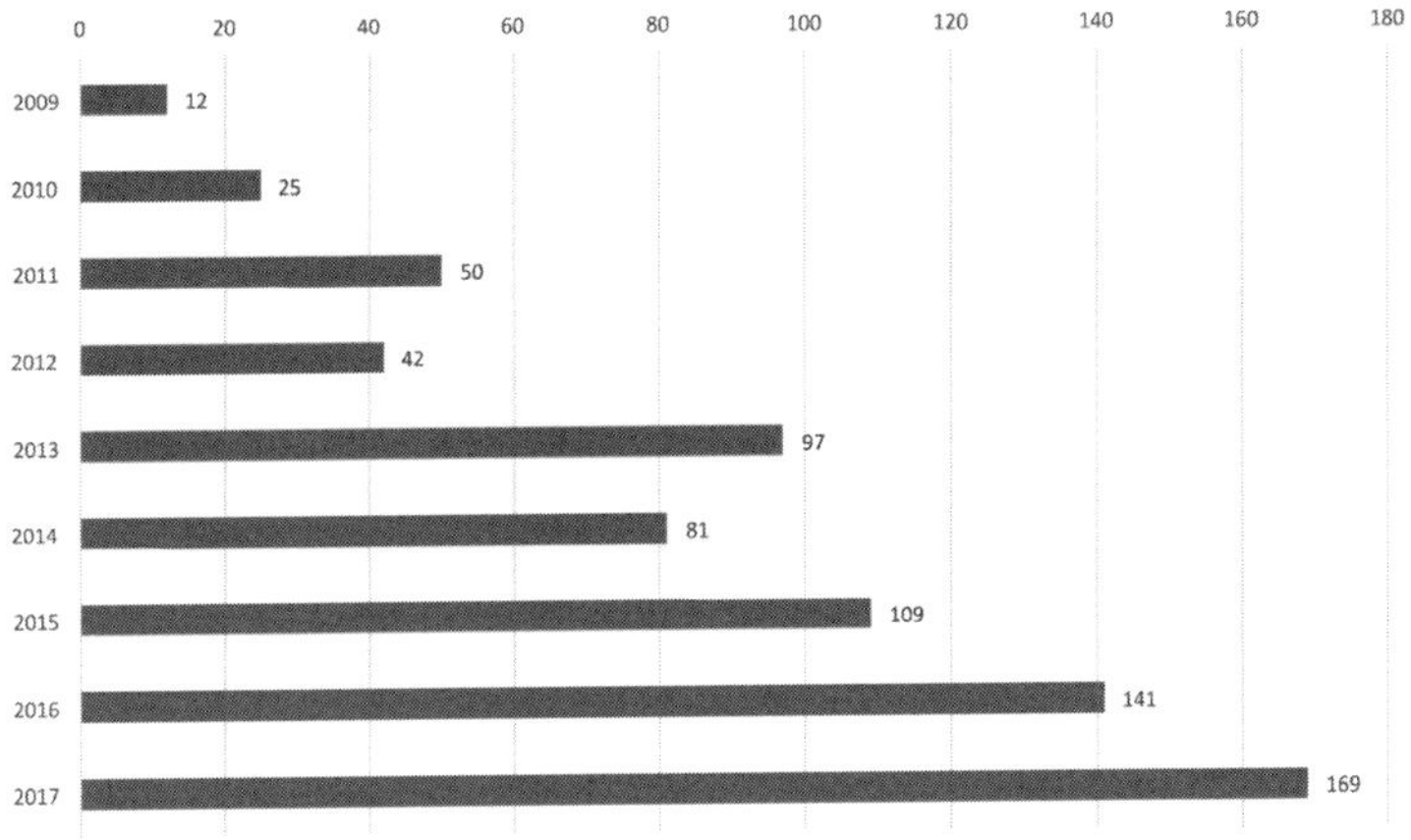

言動に変化が出てきたり意思表示ができなくなったりしたときに、果たして家族の同意だけで安楽死に導いても良いか否か、という問題が出てきたのです。結果として、「主治医は可能な限り十分な意思確認を行った」としてこの医師は無罪になりましたが、訴訟を恐れて認知症患者の安楽死をためらう医師は増えており、今後もその課題はくすぶり続けると考えられます。

　医師にしてみれば、最後の最後まで患者の意思を確認しなければならないのは当然。しかし、認知症が進んだ患者の意思がどこまで確認できるのか、常に自問自答しなければならないという、迷いや後悔がつきまといます。

　一方、患者や家族にしてみれば、医師による意思確認が重要視されすぎることで、安楽死の主導権が患者にではなく医師にゆだねられていることに不安を感じてしまうのです。

安楽死させる行為は医師でなければ判断も実行もできませんが、あまりに厳しい条件が課せられ、いくつものテストや面談を受けざるを得ない患者や家族にとっては、安楽死は誰のためのものなのかという疑問がどうしても残ってしまいます。

さらに、認知症患者の人々が、病気が進んで意思確認ができなくなったら安楽死させてもらえないのではないか、という恐れから、まだ初期の時点で安楽死の実行を選んでしまう傾向が出てきています。

このあたりは、個人主義が強く自分の生死は自由に決めたいと、こだわる故の葛藤でしょう。最近では、安楽死が容認される範囲の拡大を求める声も多く、病気の有無にかかわらず、生きることに疲れた高齢者にも安楽死を求める提案がなされました。

また、医師が介入しない安楽死の法制化を求める民間団体も登場しています。

日本とはまた違った安楽死への思いと自由な死を求めるこころ。

今後、認知症患者が増えるのは日本でも同じですが、もともと安楽死が認められていない日本で、自分らしい最期をどのように迎えればいいのか、本当に難しい時代が待ち受けているのだと思います。

四　「楽になりたい」の意味とは……

「山中静雄夫氏の尊厳死」という映画があります。

医師で作家の南木佳士さんによる小説をもとに、二〇一九年に映画化されました。その映画を観ていて、ふと思うところがありました。

主人公の山中静夫氏は、肺がんの末期患者。発見されたときには骨や肝臓にも転移をしているという設定です。静岡で婿養子に入って、郵便局の仕事をしていましたが、すでに定年を迎えています。

末期がんの診断を受けてすぐに故郷の信州の病院に転院したい、最期の時を信州で過ごしたいと希望し、浅間山のふもとにある病院を訪れるところから映画はスタートします。酸素吸入をしなければ呼吸が苦しく、腹は腹水でパンパン。いよいよ最期の時が近づいたと誰もが思う場面で、山中静夫氏は「楽になりたい」といいます。

妻はその様子を見ていていたたまれなくなり、主治医に「本人の希望通りにしてくださ い」と頭を下げるのです。妻のことばの裏には、痛み止めとして使っているモルヒネをもっと増やしてくれ、という意味がありました。

もし、医者がその願いを叶えるなら、それは安楽死であり、罪に問われます。

妻の意図を察した医師は、妻にこう告げます。

「これ以上モルヒネを増やせば、呼吸が止まってしまうかもしれません。山中さんが楽になりたい、というのは息苦しいのを何とかしてくれ、といっているのであって、死なせてくれ、死にたいとはいっていません」

それでも納得しかねる妻でしたが、腹水を抜いて呼吸しやすくなると、山中氏はいいました。

「ああ、楽になりました」

山中氏のそのことばを聞いて、妻は「楽になりたい」の意味を知り、納得するのでした。

ここで、観客である私たちも、山中氏は、肺がんによる呼吸困難と腹水ゆえの息苦しさから逃れたくて「楽になりたい」といったのだと気づかされます。

それ以外の場面で、

「楽に死にたい」

「自然死したい」

という台詞を何度も吐いていますから、私も妻と同様に、こんなに苦しいなら、早く死にたい、死なせてくれという意味かと早合点してしまいました。

「楽に死にたい」ではなく、「楽になりたい」。

山中氏の主治医は、緩和ケアの医師ではありませんが、たくさんの患者を看取った経験があり、山中氏のことばをきちんと受け止めることができたのでしょう。

それにしても、自然死とか楽に死ぬのは、簡単ではないことがわかります。

無駄な延命治療はしないでほしいと思っていても、痛ければモルヒネが必要ですし、腹水が溜まれば苦しいので何とかしてほしいと思います。息苦しければ酸素吸入をし、寝たきりになれば尿を出すカテーテルを入れます。夜になるとうつになったり不安が募ったりして、睡眠導入剤を必要とします。

それでも、無駄な治療はしたくない、医療のお世話になるのは最小限にしたいと、こだわり続けることは大切だと思います。

山中氏が終末期に受けた治療は、延命のためではなく、あくまで穏やかな死を迎えるためのものです。その境目が、医療に不慣れだとわからなくなってしまいます。どこまで医療に頼り、どこで区切りをつけるのかの見極めは、本当に難しいと思います。

山中静夫氏は、がんの末期であることと余命わずかであることを知り、故郷に帰って自分の墓を作ることにこだわり、なるべく自然に死ぬことを願い、苦しみから逃れるために最小限の治療を受けつつ、大好きな浅間山を見ながら亡くなっていきます。

これまで人に気を使って生きてきたから、死ぬときくらいはひとりでのびのびしたい。

養子として婿入りした山中氏のささやかな願いは、周りの人の理解があって、きちんと実現できました。

また、死への不安を訴える山中氏に、主治医は、

「人は生きてきたように死んでいきます。山中さんは、きちんと生きてこられたから、きっと思うように死ねますよ」

と静かに語るのです。

自分の思ったとおりに死んでいくことが、山中氏にとっての尊厳死なのだと映画は伝えています。

ちょこっとコラム② 自殺を禁ずる宗教、容認する宗教

がんの末期や不治の病と知らされたとき、多くの人は絶望し、嘆き悲しみ、怒りの感情を持つことでしょう。場合によっては死にたいという思いにとらわれることもあると思います。

世界中の宗教は、自殺を戒めています。キリスト教やユダヤ教、イスラム教では人間の命は神のもの、との考え方から、自殺イコール罪であるとされています。

イタリアのダンテの「神曲」の地獄編のなかに、自殺を犯した人々は「自殺者の森」に堕ち、ねじ曲がった奇妙な樹木となり、女面鳥身のハルピュイアに啄《ついば》まれ血を流す、と描かれています。

昔から自殺は罪であり、罰せられる行為だというのが一般的な考えですが、多くの法治国家では宗教の原則から自殺を認めないというより、自殺を予防する対策を法的に講じています。

日本でも二〇〇六年に自殺対策基本法が成立しています。これもあくまで自殺を禁ずるものではなく、自殺を防止することが目的です。

欧米諸国に比べると、日本の場合はやや異なった様相が見えてきます。日本では、自殺を悪しき行為とはせず、別の呼び方でそれを評価した歴史を持っています。

たとえば、「殉死」。

殉死とは、主君や夫が死んだときに、その後を追って臣下や妻などが死ぬこと。つまり後追い自殺です。殉死も自ら命を絶つ自殺とはいえ、かつては、主君に対する篤い忠誠心を示す行為として、むしろ人々から賞賛されていました。

また、武士が行う「切腹」もよく似ています。欧米の人はこれを「ハラキリ」と呼び、「ゲイシャ」「フジヤマ」とともに、日本を代表する文化、アイテムでもありました。

殉死や切腹は、欧米人にとっては極めて理解しがたい行為に見えます。モーリス・パンゲはその著『自死の日本史』のなかで、これらを「意志的な死」と呼び、「日本人の特質」だと指摘しています。

モーリスにいわせれば忠臣蔵もまた、日本独自の文化と封建的体制のもとでできたストーリーだということになります。

日本人なら誰もが知っている忠臣蔵。理不尽な理由で死んだ、主君・浅野内匠頭のために、四七人の赤穂浪士が吉良上野介を襲撃し仇討ちに成功する、というお話です。結局、赤穂浪士たちは、幕府の命によって切腹させられるのですが、それは、モーリスいわく「刑罰というより、武士道の窮《きわ》みになる至上の栄誉」なのです。

私たちも、年末が来れば、ストーリー、結末ともに知りつくしているこの物語をテレビなどで見て、赤穂浪士たちの主君を思う気持ちと無事敵討ちが成功したことに喝采を送ります。そこで、なぜ赤穂浪士たちは切腹しなければならないのだといった疑問を持つことはほとんどなく、むしろその潔さに感動を覚えることもあるはずです。

仏教では、五つの戒めのなかのひとつが「不殺生《せっしょう》の戒」で、人を殺してはいけないという戒めを説いています。このことは、仏教を知らずとも何となく「殺生をしてはいけない」と皆知っていることでしょう。この戒めが、自殺をも禁じているのかどうかについては、実は意見の分かれるところなのです。

当然、自殺もいけないとする意見もあれば、殺生のなかに自殺は含まないという識者もいます。

最近の傾向としては、問題はその人の生き方であって、仏教では自殺の是非を説いていないとする意見が大勢のような気がします。

つまり、その人の死ぬまでの「生き方」「人生をいかに生きたか」を重視しているということです。

仏教の教えいわく、肝心なのは、死ぬまでいかに懸命に生きたか、です。どうか、死ぬまでひたすら生き続けてください。

第四章　人は生きてきたように死んでいく

一　自らの死を誰に知らせる？　T美さんの遺言

最近は、亡くなった後の儀式全般がどんどん簡略化され、病院や施設から火葬場へ直行する「直葬《ちょくそう》」が珍しくなくなりました。

お通夜や告別式は、残された人のためのもの、とよく言われます。死んだ当人にしてみれば、自分がいなくなった後のことにはかかわれない、という意味もあれば、たとえば遺族が著名な人間なら、葬式が遺族の存在意義を示すための儀式と化してしまうことも珍しくなく、そのように揶揄されるのでしょう。

確かに、全般的に葬儀に時間と手間暇をかける慣習は薄れつつありますが、それでも当人が亡くなった後は、親しかった人々にその事実を知らせる必要があります。

それほど親しくなければ、年賀状の返事として、遺族からその旨を知らされることがままあります。あるいは、しばらく時間を経て偶然に知ることもあり、いずれにしろ亡くなったことや葬儀の有無などを、何らかの形で周知する義務は遺族が負うことが多いと思います。

さて、消化器のがんで末期状態にあるT美さんは、長く自宅で二四時間持続の点滴を打ち、痛みと栄養不足対策を講じてきましたが、次第に足腰が弱り、連日高熱を出し、誰がみてもいよいよあと数日を残すばかりとなりました。熱のために意識はもうろうとなり、もはや痛みを訴える元気もないようです。

本人の希望は、できるだけ自宅で過ごしたい、でもこれはもうダメだという段階になったら病院へ連れて行ってほしい、というものでした。子どもたちに迷惑がかからないよう、最期は病院で、と考えていたようです。

熱で動けなくなったのを機に、T美さんは救急車でかかりつけの病院へ運ばれていきます。もう苦痛を訴えることはありませんでした。にもかかわらず、意識が混濁していても、救急車に乗る際には自分のリュックサックを持っていくことを忘れませんでした。

救急車に乗り込んだとたん、T美さんは、救急隊員にこう尋ねます。

「あの、私の大判焼き、ちゃんとある?」

T美さんは、以前から大判焼きやあんこ餅など甘いものが大好き。ところが、病気が発覚してから、腸閉塞の恐れがあるといわれ、一切の食事を禁じられてしまいました。甘いものどころか、口から物を食べる行為そのものを駄目といわれてしまったのです。食いしん坊のT美さんにとっては絶えがたいことでしたが、何せ「食べたら死にます」といわれたからには、我慢するよりどうしようもありません。栄養は点滴から得るとしても、人として食べるという喜びは放棄せざるを得なかったのです。

自宅で療養中、一日中テレビを観ていると、画面から流れてくるのはグルメ情報ばかり、とよく嘆いていました。あらためて気づいたことでしたが、そう思いながらテレビを観てみると、本当に食べ物の話題ばかりで、食事が禁じられているT美さんにとっては生き地獄のようだったに違いありません。

二四時間持続の点滴によって、T美さんは少しだけ長生きすることができました。点滴のなかに痛み止めも入っていたために、末期の激痛による苦しさをやわらげることもできました。それはT美さん自身が決めたことでした。でも、食べることが何より大好きだったのに、人生の最期にその選択をしてしまったことが果たして良かったのか悪かったのか……。食べれば腸閉塞を起こし、七転八倒の苦しみを生じる可能性は大きかったので、T美さんの選んだ道はごく常識的なものでしたが、それでもテレビから垂れ流されるおいしそうな料理の情報はT美さんを苦しめたことでしょう。

病状が悪化する少し前に友人の車で外出したT美さんは、いつのまにか自分で大判焼きを手に入れ大事に隠し持っていたようでした。救急車で病院へ行く際、その大判焼きをちゃんとリュックサックに入れ、しかもそのことが気になって、思わず救急隊員に聞いてしまったのでしょう。

残念ながら、入院後は食べる元気はなく、かろうじて水分を少しだけ飲む程度。あとはほとんど眠りに入ってしまいます。ときどき、目が覚めたように意識は戻りますが、それも一瞬だけのこと。呼びかけても返事があったりなかったりと、こちらから見れば、こっちとあっちの世界を行ったり来たりしているかのように見えました。

亡くなる二日前のこと。

側に付き添っていたお孫さんが呼びかけると、目は閉じたままでしたが、はっきりと頷き返すという状態でした。そこで、お孫さんは、T美さんの交友関係のなかから、死んだことを誰に伝え、誰を葬儀に呼ぶかと尋ねます。ことばを発することは難しいので、ひとりひとり友人の名前を呼んでいくことにしました。

「○○さんには、（死んだことを）知らせる？」

すると、T美さんは、

「う〜ん」と首をかしげながら大きく腕でバッテンを作るのです。つまり、知らせなくてもいいという意味です。お孫さんは笑いをこらえながら、

「じゃ、△△さんは？」

T美さんは、再び少し考え、今度は大きなマルを作ります。

そうやって、次々と名前を呼んでいくと、そのたびに少し考えてから、腕を広げてマル

を作ったり、バッテンを示したり……。T美さんは、みずから死んだことを知らせる人、知らせなくていい人を選択していたのでした。

お孫さんたちは、その仕草にきゃあきゃあと大喜び。どこまでも食いしん坊でユニークなおばあちゃんに大笑いするのを見ていると、こんな死に方も悪くないと思わせてくれました。

意識ははっきりしていなくても、ことばを発することはできなくても、耳はちゃんと聞こえています。知人ひとりひとりを選別し、自らの死を締めくくろうとしたT美さん。いかにもT美さんらしいその最期の姿は、死んでなお、遺族や友人たちとの間で語り継がれることとなりました。

それにしても、T美さんが死ぬ間際にジェスチャーで示した交友関係の不思議さ。はたからみていて、仲が良くないと思っていた人がそうではなかったり、一見親しくしていた人なのに、実はT美さんが毛嫌いしていることをはじめて知ったりと、身内であっても知らないことはたくさんあるのだとT美さんは教えてくれました。

さて、あなたは自分の葬儀に来てほしい人、来てほしくない人、可能ならどんな選択をするのでしょうか。

二　残される人への心配りを示したS夫さん

S夫さんの発病は突然でした。

そもそも、がんという異形の細胞は、成長するのにとても時間がかかります。現在の画像診断は、直径一センチ前後の大きさにならないと見つかりにくいといわれますが、その一センチになるまでに、一〇年前後、場合によってはそれ以上の年月が必要です。ということは、がんだと告知されるずっと以前から、がんはあったということになります。

がんとは何ぞや、と説明を求められたら、一言で言い切ることは困難です。強いていうなら、

「がんは正常細胞が変異したもの」

「がんはひたすら増殖を続け、放っておくと他の臓器に転移する性質を持つもの」

でしょうか。

正常な細胞は増殖しませんが、がん細胞はみずからをひたすら増殖させて、しまいには全身に広がり命を奪ってしまうのです。

最初にできたがんを「原発がん」と呼びますが、原発から遠い場所に転移を起こしたが

んは「遠隔転移がん」と呼ばれます。原発がんを発見できずに見逃してしまうと、いきなり遠隔転移がんとしてがんが認識されることもまま起こるのです。

S夫さんのがんがそうでした。

最初に、背部の違和感、痛みを訴えたのが異変のはじまり。寝違えたのか、ベッドが合わないのか、などと思いマッサージや針きゅうに通い、痛みから解放されようと努力をしました。でも、一向に痛みは良くなりません。ロキソニンを六錠飲んでも変わらず、さすがに少しおかしいと思い始めます。そうこうしているうちに、自宅内でトイレに行くこともできないほどの痛みに襲われ、結局救急車で近くの総合病院に運ばれました。

日本では、痛みに対する治療が遅れていて、痛くなったら痛み止めを飲んでしばらく様子を見る、というのが一般的でした。さすがに近年では、緩和ケアが進んで、痛みの対処も進歩してきたと思いますが……。

その総合病院でも痛みは全く変わらず、ほとんどベッドで寝ている状態になってしまったのです。

痛みが消えないなかで検査を受けたS夫さん、どうやら胸骨が折れていて、その原因ががんではないかと告げられます。つまりがんの転移です。

もし、がんの末期になったら延命治療は受けずに緩和ケアに行きたいと常日頃から口にしていたS夫さん。骨に転移したらもう根治は難しく、あとは痛みとうまく付き合いながら日常生活を送るしかない、ということをよく知っていたのでした。

ちょうど、時を同じくして、S夫さんの妻であるM子さんが乳がんの再発で手術を受けることになりました。片や再発で再手術、片やがんの骨転移の末期状態という、最悪の事態を迎えることになったのです。

M子さんは、緩和ケア病棟のある病院を必死に探し始めます。しかし、緩和ケアを行っているところはまだ少なく、しかも、どこも満室で三〇~六〇日待ちのところばかりでした。ようやく車で二時間かかる病院に緩和ケア病棟があると知り、とりあえずそこで話を聞いてもらうことになりました。といっても、本人であるS夫さんはベッドから動けないために、M子さんが代わりに受診。自らも明日からがんの手術のために入院するので、その前にS夫さんを緩和ケアに入院させたいと必死に頼み込みます。

事情を理解してくれた緩和ケア病棟の責任者である医師は、ひとまずS夫さんを一般の外科病棟に入院させ、空きが出たらすぐに緩和ケア病棟に移すよう、手配をしてくれたのです。

最初に入院した総合病院から再び救急車で緩和ケア病棟のある病院へ移動するS夫さん。

そこまで見届けてから、みずからの手術のために入院するM子さん。自分のがんも心配ですが、骨転移で痛みに苦しむS夫さんのことのほうがもっと気がかりです。

乳房の全摘手術を受けた一週間後、退院したその足で、S夫さんの入院する緩和ケア病棟へ向かいました。

さすがに緩和ケア病棟、痛みのコントロールに関しては経験のある医師や薬剤師が常駐し、S夫さんの痛みをうまくやわらげてくれていました。片方の乳房を失ったM子さんを待っていたのは、痛みから解放されたS夫さんの笑顔だったのです。

とはいっても、転移性のがんです。骨シンチやMRIなどの検査の結果、原発は肺であることが判明。がんの転移でもろくなった骨が折れ、それが神経に触れて痛みが生じていること、もともとの原発がんが大きく、このままだと三か月はもたないこと、などがM子さんに告げられます。

鎮痛剤や抗けいれん剤、抗うつ剤など複数の薬剤を組み合わせた薬物治療を受け、痛みはうまく抑えられ、一時S夫さんは、自分で入浴や歩行ができるようになり、もしかしたらこのまま治るかもしれないという錯覚を起こしそうなほど元気になります。しかし、それはあくまで一時的なこと。土日の外泊を検討していた矢先に、S夫さんの状態は急変し、意識レベルが低下していきました。

M子さんは、がんと乳房の摘出術後、抗がん剤治療に入っていました。副作用で髪が抜けていくために、思い切ってスキンヘッドにし、ウィッグを着けながら仕事と病院での看病を両立させていきます。徐々に状態が悪くなる一方のS夫さんを見ていたら、自分のことは後回しだったと話すM子さん。

S夫さんが亡くなったのは、夏が終わりそろそろ秋の気配が漂う土曜日でした。もうとっくに意識はなく、話しかけに応えることもなく、目をつぶったまま息をしている、といった状態が長く続いていました。担当看護師から、おそらく今日あたりが最期なので、どこにも行かないでください、会いたい人がいたら連絡してください、とM子さんに告げられます。

緩和ケア病棟の一室で、徐々に呼吸がゆっくりになり、一分間に一〇回呼吸していたのが八回になり、七回になりました。トイレに行ったわずかな時間、M子さんが戻ってくると呼吸は止まっていました。慌てて全身をさすり、「まだだめ、まだだめ」と呼びかけると、それに応えるように、大きくフーッと呼吸が戻ります。その後、二、三回の微かな呼吸の後に静かになり、それからは二度と息をすることはありませんでした。

ちょうど亡くなったのが土曜日の夜のこと。その後、M子さんは葬儀屋の力を借りて大好きな海の見える家までS夫さんを連れて帰ります。エレベーターがなく階段で五階まで遺体を運んでくれたことに心から感謝します。そのまま月曜日の火葬まで自宅で遺体を安置することになりました。当時M子さんは仕事でフル活動していました。それに加え、自分自身の治療も控えています。月曜日に家族葬と火葬を終えたら、翌火曜日は三回目の抗がん剤治療が待っているのです。仕事もキャンセルはできません。

日曜日一日かけてゆっくりお別れをすることができ、翌日遺体を荼毘に付したら、今度は自分の治療に専念する。M子さんの仕事ぶりを心から応援していたS夫さんの最後の心配りのように思えてならなかったと、M子さんは当時を懐かしんで語るのでした。

三　徹底的に医療を拒否したF子さんの潔さ

がんと診断されても、「何もしない」という人にときどき出会うことがあります。診断されたとたんに、一切の治療を拒否するのは、とても勇気の要る行動です。病気になる前はそういっていても、いざ診断が下されると、何もしないということがいかに怖いことか、がよくわかるはず。また、周囲のことばに心が揺れて、結局は病院での治療を受けるケースが多いものです。

F子さんは、数年前に子宮がんと診断されますが、「何もしない」と決めて、本当に何の治療も受けなかった人でした。数年前にご主人をがんで亡くし、そのときに治療の副作用で苦しんだご主人を見てきたので、自分ががんになった際には、彼の苦しむ姿を思い出し、治療を拒否することを決めたのです。

子どもがおらず、親族と縁遠くなっていたことも幸いしていたのでしょう。F子さんは医師や看護師に助言を受けても、頑として治療を拒否し続けました。

経済的な余裕があったのか、身に着ける物は常にブランド品。自宅はあふれんばかりの高価な洋服や靴、バッグなどで占められており、まるでちょっとしたセレクトショップに来たかのような印象を受けました。

現代医療を拒んで、何もしないとか民間療法に走る人が話題にのぼることがあります。普段、医療に関していろいろと批判的な人であっても、治療しなかったり民間療法にお金をつぎ込んだりする人をみるとつい批判しがちになるものです。でも、それぞれが選んだ道を安易に否定することなど到底できません。

先日も、友人ががんとわかったが、本人は病院での治療を受けようとせず、どこかから紹介された民間療法を受けたいといっている、何とか説得できないものか、という相談がありました。残念ながら、私にはそんな力もその気もありませんでしたので、はっきりとお断りしました。日常生活を送れるだけの能力と体力があり、病気や治療についての理解もでき、今後の治療方針についてもきちんと話を聞き、それでもなお、民間治療を受けると本人が決めたのなら、その決定は尊重すべきだと思います。

どんな治療も、本人が納得しないまま進めても効果は期待できません。

プラシーボ効果というのを聞いたことがあると思います。「これは効果があります」と説明を受けると、本当はただの砂糖水なのに、効いた気がする、というものです。気持ちの問題ではなく、本当に病気が治る例もあります。プラシーボ効果については世界中で研究が行われており、なぜそのような現象が起こるのかをいろいろな角度から解明しようとしていますが、まだまだ謎の多い分野です。ただ、いえることとは、与えられた治療や薬剤に対して、その効果を信じ、治りたいと願う気持ちが背景にあるのではないか、それが功を奏しているのではないか、ということです。

つまり、どんな治療を受けても、その効果に対して半信半疑であったり、ネガティブな気持ちでいたりすると効くものも効かないのです。

プラシーボ効果ではありませんが、F子さんのように、自分の信じた道（この場合、抗がん剤などの苦しい治療を受けないと決めたこと）をひたすら進むことで、治る期待はしないけれどその潔さがプラス面に働き、最期の最期までF子さんらしく生きることができたのだと思います。

F子さんは、がんの進捗状況や多臓器への転移の有無などを調べる検査も一切受けませんでした。日常はいたって普段通り、料理や洗濯などの家事一般を元気にこなしていました。ときどきは気の合う友人たちと遠出して温泉に出かけ、その小旅行は亡くなる二週間前まで続いていました。幸い、友人にも恵まれ、車での旅行が可能でした。こんなとき、気兼ねなく旅行に誘ったり誘われたりする人が側にいるのはいいものだと思います。

「余分な友だちはいらない」

これはF子さんが常々口にすることばでした。

小さいころ、友だちはたくさんつくりなさいといわれて育った人も多いと思います。でも、私自身F子さんのこのことばは、とても気に入っていました。人間は、ひとりでは生きてはいけませんが、かといって、そもそも人間関係はうっとうしいものです。最期が近いことを知ったときだからこそ、心底信頼できる友だちがひとりいればいい。そんな気持ちだったのだと思います。

最後の温泉旅行から帰ってきてすぐに、F子さんの両足のむくみが強くなり、歩行することができなくなりました。また、痛み止めを希望してはいても、使うまでにはためらいがありました。がん性の痛みに使われるモルヒネは、呼吸中枢を抑制することが昔から知られており、痛み止めを使うと寝てばかりになったり意識レベルが低下したりします。それが嫌だといって使いたがらない人が多いのです。結果、ぎりぎりまで我慢して、ようやく痛み止めを使うことになるのですが、本当は、早くから痛み止めを上手に使い、痛みを感じさせないようにするのが本来の痛みのコントロールなのだと思います。

頑固なF子さんがとうとう我慢できなくて、痛み止めを要望するのは本当に亡くなる直前のことでした。本人の納得が何より大切だと思うので、F子さんの希望に沿って痛み止めを使えることになり、おそらく本人も安心でき、後悔はなかったはずだと思います。

最後に会いに行ったとき、F子さんは友人に支えられて車椅子からベッドに身を移すと

ころでした。私の顔を見るなり、
「会いたかったのよ」と苦しい息をしながら喜びつつ、細くなった手を差し出します。
そのことばには、これが最期だという思いがいっぱい詰まっていて、私も胸が苦しくなるほどでした。しっかりとF子さんの手を握り返し、笑顔で見つめ合いました。
そして、その夜、F子さんは静かに旅立ったのです。
まるで、私が来るのを待っていてくれたかのようでした。
「後悔することは何もない」
これも、生前F子さんがよく口にしていたことばです。
一切の治療を拒否したこと、
毎日、くよくよせずに普通に暮らしていたこと、
好きな旅行をぎりぎりまで楽しんだこと、
最後に、親しい人々と固く握手をして別れたこと、
どれもF子さんらしいサヨナラでした。
遺影は、少し若いころのF子さんでした。そのふっくらした笑顔は、潔さと可愛らしさに満ち溢れ、私たちを幸せな気分にさせてくれました。

四　ベッド上での排泄が生きている証――R子さんの最期

長く続く咳と微熱が気になって、大学病院の呼吸器内科を受診したR子さん。四〇歳になったばかりのR子さんにとって、まさかそれが肺がんの徴候だとは知る由もありませんでした。しかも、これまで喫煙歴はありません。

タバコと肺がんの関係は今さらいうまでもないでしょう。男性の死亡原因のトップである肺がん。年間に一三万人近くの人が診断を受け、その多くは男性です。原因は喫煙や人のタバコの煙を吸う副流煙だということもよく知られています。

肺がんには四つ種類があります。大きく分けて「小細胞がん」と「非小細胞がん」。さらに「非小細胞がん」を「腺がん」「扁平上皮がん」「大細胞がん」に分けることができます。すべての肺がんがタバコと縁が深いわけではありません。このなかで、最も多いのは「腺がん」ですが、これは女性に多く、肺の奥の方にできるため発見が遅れがちです。しかも、タバコとの関係は他の肺がんに比べると薄いので、本人も「まさか」と思いがち。余計に発見が遅れてしまうのです。

R子さんが、この腺がんでした。

レントゲン写真を見ただけで、すぐに肺がんとわかるほど肺全体にがんが広がっていました。写真を見て、思わず主治医が「うわっ」と叫んだほど。いつもは冷静で無口なその医者が、「かわいそうだ、こんなになって」とつぶやくほど、もう何の治療もできないくらいの状態だったのです。

R子さんは、とても四〇歳には見えない、若く美しい人でした。自分が肺がんとは少しも疑っておらず、まるで、時間があったからちょっと入院してみた、くらいの軽い気持ちだったのです。笑顔を絶やさず、でも常に微熱がありましたから、そのせいで頬がいつもほんのり赤く、それがまた美しさを際立たせていました。

余命はひと月、と診断されました。

R子さんのご主人は、少し年上の、とてもダンディな方でした。あまりの余命の短さに、事実を本人に告げたものかどうか迷い、まずはご主人に話をしました。現在は、昔と違って、末期の状態でも本人に告知するといわれますが、稀に、ケースによってはご家族と相談することもあるのです。

R子さんのご主人は、黙って主治医の話を聞いていましたが、やがて顔をあげ、

「本人には言わないでほしい」とおっしゃったのです。

さらに、何の手立てもないことがわかると、本人がいぶかしむので、少しの間入院させ

て、何がしかの治療をするように振舞ってほしいと要望されました。

治療方法がなく、あとは余命をゆっくり過ごすだけ、という場合、病院に入院する必要はありません。自宅に戻るか、ホスピスや緩和ケア病院に行くか、どちらかを選択しなければなりません。病院としても、ご主人の要求はとても困ったことなのです。

でも、このまま退院させるのは確かに忍びないと考えたのか、主治医は「YES」と、その要望を受け止めてしまいました。病床の管理をしている病棟の看護師長からも抗議の声があがります。しかし、普段はおとなしいその医者が、今回ばかりは頑として受け入れません。

次の日から、もういまとなっては、意味のないちょっとした血液検査などを行いながら、R子さんは、入院生活を続けることになりました。末期状態で何もしない、何もできない、でもしばらく入院させるという、あり得ない事態となってしまったのでした。

退屈そうに、でもはじめての入院をどこか楽しそうに過ごすR子さん。

「主人が、入院する機会なんてそうないのだから、ゆっくり楽しみなさい、っていうのよ」

と笑って話していました。

本当に、余命ひと月なのかしら?と、端から見ていても不思議なくらい元気なR子さんでしたが、それ以後、主治医の当初の予想よりはるかに早く病状は進んでいくのでした。

運命は、ときに本当に残酷なのです。

入院して一〇日くらいが経過し、見かけ上の検査もすることがなくなったころ、目に見えてR子さんの様子は悪化していきます。

微熱だったのが徐々に高熱になり、咳き込むことが増え、しんどくてベッドから起きることもままならなくなっていきました。さすがに、これはただごとではないと思ったのか、あんなに楽しそうに話をしていたR子さんの表情は硬くなり、話すこと自体気が進まないようでした。

倦怠感が強く、身体も思うように動きません。そんなとき、R子さんは便意を覚えます。もう肩で息をしている状態でしたから、ポータブルトイレを使うか、ベッド上で寝たままでするか、どちらかの方法で排泄するしかありません。あるいは、自力でいきむ力がなくなってしまった場合、看護師が指で肛門から便を掻き出す方法（摘便）もあります。R子さんは、すでに力を入れることも難しい状態だったので、摘便の対象といってもおかしくありません。

そのとき、ご主人がこういったのです。

「R子！　ちゃんと起きて、ベッドの上でいいから、自分の力で便を出しなさい！」

ご主人のことばに、うん、うん、と頷いてベッド上に起き上がるR子さん。ベッドに置いた安楽便器の上にまたがろうとしますが、それだけでも時間を要します。病室中に響くくらいの荒い息づかいをしながら、ようやく便器にまたがることができました。

「そうだ、R子。えらいぞ、えらい。辛くても頑張れ！　お前の今の仕事は、ベッドの上で便を出すことなんだ。頑張るんだぞ」

側で励ますご主人をまっすぐ見据えて、頷きながら、必死に便器の上でいきむR子さん。見ている方が、胸が詰まるような時間でした。

ようやく、ほんの少し便を出したと思ったら、R子さんはそのままベッドに倒れこんでしまいました。

「よくやった、R子。えらい、本当にえらい。すごいぞ」

そういうご主人の目には涙がうっすらと浮かんでいました。

R子さんも満足そうに目をつぶっています。ご主人にほめられたこと、自力で排便ができたこと、両方に満足している様子でした。

歳を重ね、身体が思うように動かなくなり、食事も排泄も人の世話になる、それは決して恥ずかしいことではありません。今や、子ども用のおむつより、大人用のおむつの方に需要があります。若くて元気なときは、おむつなんて……！と思うかもしれませんが、歳をとれば、あるいは病気で身体を動かすのが難儀になれば、おむつは有難いものです。トイレに間に合わなくて恥ずかしい思いをせずにすみますから、本人にとっても楽なのです。R子さんは、想像を超えた力を発揮して、ベッド上で自力で排便することができました。私の耳には、今でもあのときのご主人の声とR子さんの息づかいが残っています。きっとご主人は、まだ若いR子さんに、人としての誇りを感じてほしかったのでしょう。そうすることで、自信とまだ生きているという実感を味わってほしかったのだと思います。

R子さんの若い命は、その翌日、あっけなく終わりを遂げました。

食欲はほとんどありませんでしたが、たまたま朝食に好きなポテトサラダが出たので、食べたいと自ら起き上がってベッド上で食べ始めました。

朝は、病棟全体が慌ただしい時です。

ひとり、朝ごはんを食べていたR子さんは、ポテトサラダが喉につまり、自分で吐き出す力がなかったために、そのままあっさりと息を引き取ったのです。

R子さんが、みずからの命のはかなさを知っていたかどうかはわかりませんが、たぶん、知らなかったのではないかと思います。

亡くなる前日の、あのベッド上での排泄。それは、まだ自分は生きると信じていたからこそできたのではないか、今は辛いけど、そのうち治って元気になるはずだと、心の底から思っていたのではないか。最愛の夫から励まされ、ほめられ、満足して、安心して。

診断が下りてから、わずか二週間あまりで逝ってしまったR子さん。

風のように、あっという間の出来事でしたが、その存在は強烈に残りました。

今でも、ご主人の励ます声、それに応えようと、生きようと、必死にベッドで排泄をするR子さんを思うと、涙が出てきます。

美しいままに、気高いままに、突然この世から姿を消したR子さん、その死の残酷さにことばを失うとともに、短くてもR子さんなりの生き方を示してくれたことに、感謝してもあまりある思いでいっぱいになるのです。

五　毒親が死んだ――W子さんの残したことば

子どもに干渉し過ぎたり、暴力や暴言を吐いて子どもを抑圧したり、逆にまったく無関心だったり。こんな親を最近は「毒親」と呼びます。

毒親に育てられた子どもは、自己肯定感が持てず、恋愛がうまくいかないことに悩み、自分が何をしたいのかわからず就職でも戸惑う。つまり「生きづらい」状況に置かれます。

親と子の関係のなかでは、昔からよくあったことなのでしょうが、子どもが少なくなったことや社会の価値観が複雑化したことで、目立つ現象になったのだと思います。

また、子どもが子どものまま親になり、どう子育てをしたら良いかわからず、子どもとの距離感をうまく取ることができない、そんな親が増えていることも毒親ということばが生まれた要因でしょう。

ことば通り、子どもにとって「毒となる親」、これは、毒親を看取ったU子さんのお話です。

毒親で目立って多いのが母と娘の関係です。U子さんの小さいころは、まだ毒親ということばはありませんでした。大人になって、自分が親となり、なおまだ母親との関係に悩む自分をふと振り返って毒親の実態を知ったとき、

「これだ！」と思ったといいます。

たとえば、小学生のころ、比較的学校の勉強ができたU子さんでしたが、母親から褒められた記憶はありません。テストでいい点数を取っても、

「隣の〇〇子ちゃんはもっとできたんじゃない？」

「今回のテストは簡単だったのね」

「国語はできても算数ができなければ意味ないわ」

「一生懸命やったから、先生が同情していい点数を付けてくれたのね」

などと返答され、そのたびに黙って下を向くしかなかったといいます。また、何事も慎重で行動がゆっくりだったことに対して、

「この子は本当にグズで」

と、U子さんの前で周りの人に話しているのを聞いて、やはり悲しくなってしまいました。

こんなことはよくあることかもしれません。親だって完璧ではありませんから、適切なことばが見つからなかっただけともいえます。が、今でもU子さんはそう思うことはできません。

父親は健在でしたが、どちらかというとおとなしい地味な性格で、母親に逆らうことは

ありませんでした。

成人式のとき。

当時はレンタルなどのない時代。一人っ子のU子さんに対してたぶん親として精一杯のことをしてやりたいと考えたのでしょう。平均より明らかに高価な振袖一式を買ってくれました。でもその色や模様はU子さんの好みとはいえません。もっと赤っぽくて可愛らしい模様の着物が良かったと思うU子さんでしたが、まるで自分の着物を選ぶかのように楽しそうにしている母親の顔を見ていると、とても口に出せることではありませんでした。

それでも母親の喜ぶ姿を見るのはU子さんにとってても嬉しいことでしたから、朝早くから二人で美容院へ行き、はじめて髪をアップにし、着物を着せてもらいました。

ところが、できあがった振袖姿を見て、U子さんの母親はこういったのです。

「あら、顔が下膨れだから、髪のアップは全然おかしいわね」

もう、泣きそうなくらい恥ずかしかったとU子さんはいいます。すぐに全部を脱ぎ捨ててしまいたかったと。でも当の本人は、ケロリとして何の反省もありません。

U子さんは、当初はほかの親もこんなものだと思っていたといいます。これは自分のわがままかもしれない、育ててくれている親なのだから、いわれたことに傷ついたり親を疎ましく思ったりする方がおかしいのだと思ったのです。でも大人になるにつれ、何か違う、と感じ始めました。

二一歳のころ、あるきっかけで知り合った男性とお付き合いをはじめたU子さん。三〇歳くらいのその男性は優しくて、一緒にいてとても気持ちのいい人でした。職業も公務員で、この人なら母親も喜んでくれる、と思ったそうです。母親目線で男性を選ぶあたり、かなり毒されていると思うのですが、当時は全くそんなことは思いもよりません。

あるとき、頻繁にあった連絡がパタリと途切れました。どうしたのかな、と思いましたが、仕事が忙しいのだろうくらいしか思い当たることはありませんでした。

少しふさぎ込んでいるU子さんに、

「Uちゃん、あの人はやめておいた方がいいよ。お母さん、役所まで行って会ってきたけど、何だかはっきりしなくて、頼りないわ」

と母親が告げたのです。びっくりしてことばも出ないU子さん。どうやら、こっそりと彼の職場まで行って会って話をしてきたようです。ことばの端々に、彼のことを話題にしていましたから、そこから勤め先を探り当てたのだと察したのは、しばらく後になってからでした。

大学卒業までは実家にいる。でもそのあとは一人暮らしをして実家を出よう。そのときU子さんは決心します。

毒親から離れることは難しいのですが、U子さんの決意は固く、就職が決まるとサッサと家を出る準備を始めます。もう子どもではないのだから当然とばかりに、相談することもなく当たり前のようにして部屋を借り、引っ越しをしました。

母親は、一人暮らしは危険だの、まだ早いだのとボソボソと口にしますが、きっぱりとしたU子さんの様子に最後は黙ってしまったといいます。

U子さんは、実家を出て本当に伸び伸びと自分らしく生きることができるようになりました。仕事も恋愛も友だちも自由。次第に実家へ行く足は遠のいてしまいます。ある日、父親からの電話で、母親が寂しくてときどき泣いている、という話を聞かされますが、U子さんは気になりませんでした。それよりも、離れてみてようやく自分の置かれていた状況を客観的に見ることができ、それが何より嬉しかったといいます。

さて、時は経て――。

U子さんも結婚、出産を経験しました。孫ができると、今度は母親の関心はすべて孫に向かい、その姿を見てU子さんはあきれるばかり。自分のときとはまた違い、異様に孫を猫可愛がりするのには閉口しましたが、いずれにしろ、この人は子どもとの付き合い方がわからない人なのだと思うようになったのです。

その毒親、いいえ、母親W子さんが末期のがんになりました。元来、病気知らずでしたが、さすがに八〇歳近くになると、白内障の手術をしたり軽い脳梗塞を起こしたり、歳相応の病気にかかるようになります。でも、今回はいよいよ退院の見込みがなく、わずかな余命が告げられました。在宅介護など、仕事を持つU子さんには考えられませんでしたから、最期は病院で、と固く決めていました。さすがにW子さんもその歳になって、U子さんの気持ちを察したのか、自分の希望はほとんど口にしなかったといいます。

父親はその前に他界しており、貯金もほとんどなく、医療費は全部U子さん持ちです。小さなころは一人っ子で寂しかったこともありましたが、今では余計な争いごとがなくてかえって良かったと思えるU子さんでした。

さて、いよいよ、というとき。

生前から延命治療を固辞してきたW子さん。酸素吸入だけはしていましたが、それももう気休めです。荒い息をしつつ、でもまだ意識ははっきりしていました。W子さんは、U子さんに細い手を伸ばし、

「娘に看取られて死ねるなんて幸せね」

「長生きしてね」

と苦しそうに告げます。U子さんは、その手を取る気になりませんでした。涙も出なかったといいます。

予想通り、それから数時間後にW子さんは旅立ちました。意識を失くしてからしばらく経った真夜中のことでした。

こんなことはいえないのですが、とU子さんはそのときのことを思い出して話を続けます。

「母が死んで、正直ホッとしました」

お金のことも含めて、長患いせずに苦しむこともなく病院で逝って助かった、とも。でも不思議なことに、葬儀、火葬、死後の処理すべてを終え、U子さんの気持ちに変化が生じます。

あんなに疎ましかったW子さんが恋しくて仕方がないというのです。一方でW子さんにいわれたこと、傷ついたことはたくさんある。でもそれでもW子さんがいなくて寂しいのだと。

なぜ、あの最期のとき、手を握り返して、

「ありがとう」

といってあげられなかったのか。そう思うと心がざわざわと騒ぎ、落ち着かなくなると話すのです。

W子さんの遺品を整理していたら、小さな手帳が出てきました。そこには、がんの末期を宣告されたときの不安や死への恐れが書き綴られていたといいます。本当はU子さんに聞いてほしかっただろうことがたくさん書いてあるその手帳には、一度目を通しただけで、二度と開ける気にはならないとU子さんはいいます。

死んだときには泣かなかったのに、それから時間が経って今になって、後悔の思いに駆られ、ときに涙していいます、と。

「確かに、母は毒親だったかもしれません。でも、私の母には違いなかった。もっと優しくしてあげれば良かった。どうして人は死んでからわかったり気づいたりするのでしょうかねえ」

そういって笑い泣きするU子さんに何もいえず、ただ向かい合っているしかありませんでした。

人が死ぬということは、たくさんの宿題を残すことなのだとつくづく思うのです。

ちょこっとコラム③　家康の生への執着

戦国武将のなかで、自ら健康に気を遣った「健康オタク」といえば、徳川家康をまず思い浮かべます。

享年七五。

他の武将が四〇～六〇代に亡くなっていることを思うと、天下人となった家康はいかにも長生きです。なぜ家康が長生きできたか、については諸説あります。

上杉謙信や武田信玄が若くして病気に倒れて早世したこと、信長が天下人となる手前で謀反によって死んだこと、秀吉が認知症に似た症状で徐々に衰えていくのを見たこと。事実かどうかはわかりませんが、先人たちの様子から「あんな風に死にたくない」「長生きしなくては、天下を取っても意味がない」と強く思った……などといわれています。

『戦国武将の死生観』の著者、篠田達明氏によれば、家康の長寿は、慎重な性格と生活習慣が大きく貢献した結果とのこと。

たとえば、生ものを避け、旬の野菜や果物を好み、タバコを嫌い、遊女との交流を避け性病予防に努めたといいます。玄米と八丁味噌中心の食事を好み、今でいうところの手作りのサプリメント（滋養強壮、精力絶倫）を欠かしませんでした。

鷹狩を好み水泳も達者だったとか。水泳に励んだのは、陸の上なら自分を助けてくれる家臣がいるが、水中では頼りになるのは自分だけ。敵から逃げるために、生きるために、水泳は必須と考えていたようでした。結果的に、小太りの体形でありながら、代謝の良い筋肉質の身体を手に入れることができました。

家康の死は鯛の天ぷらがあたったため、という説は今では否定されています。鷹狩の後に鯛の天ぷらを食したのは確かですが、それから亡くなるまでに三か月を要しています。今では、もともと胃がんがあり、鯛の天ぷらを食べて以後、それが悪化して亡くなったというのが通説になっています。

家康が徐々に弱っていく様は、がんを患った人々の最期とほぼ同じ。

食欲は徐々に衰え、喀痰が少しずつ絡むようになっていきます。不整脈がみられ、顔色は土色。胃がんだったとすればタール便や吐き気、嘔吐もあったことでしょう。次第に痩せていき、疲労感が強く、気力も失われていきます。

鯛の天ぷらを食べたのは一月ですが、四月に入ると、自分の死期を悟ったといわれます。遺言を残す一方で、病状はますます悪化。高熱にうなされ、大量の痰を吐きます。

しかし、いよいよかと思われてもなお、生きることを諦めてはいなかった様子が見て取れます。亡くなる数日前に、それまで口にしなかった茶碗半分ほどの粥を一日に五度も食べています。さらに、虫の息のはずなのに突然起き上がり、罪人の首を切らせ、その刀で素振りを始めた、との逸話が残っています。

もちろん、そんなことはまず不可能ですから、家康を神君として崇めたかったがゆえの創作でしょう。

でも、そうとわかってもなお、このような話を信じさせる力が家康にはあります。その運の強さ、生きることへの強い執着、何より、強敵をしりぞけて天下を取った、家康の人生そのものへの信頼。

家康の辞世の句は次の通り。

「先にいく　あとにいくのも同じこと。連れてゆけぬを　わかれとぞ思う」

（先に死ぬのも後で死ぬのも、同じところに行くのだ。だからといって　今、お前たちを連れてはいけない、ここで別れよう）

しぶとく生き抜いて、悟って、潔く、クールでかっこいい！

第五章　「死」をめぐる、昨今の社会の動き

一「人生会議」のポスター騒動

二〇一九年暮れ、厚生労働省は、「人生会議」と銘打ったポスターを作成し地方自治体に配布する取り組みを始めました。

ところが、そのポスターの写真や文言に対し、患者団体や医療関係者から猛烈な批判が起きて、自治体への配送を急遽取りやめる、という騒動に発展しました。

もともと厚労省には、このポスターによって、ＡＣＰ（アドバンス・ケア・プランニング）の概念を世に広めたいとの思いがありました。ＡＣＰとは、人生の最後の段階にどんな医療やケアを望むか、家族や身近な人と話し合っていく取り組みのことで、少し前から医療分野では流行語のように使われていた用語でした。その目的はともかく。

ポスターで、ベッドに横たわっているのは人気芸人の小籔千豊さん。青白い顔で酸素マスクをしています。困ったような、戸惑ったような表情で、そこには「まてまてまて、俺の人生ここで終わり？　大事なこと何も伝えてなかったわ」で始まるつぶやきが延々と書かれており、最後は「あーあ、もっと早く言うたらよかった。こうなる前にみんな〝人生会議〟しとこ」で締められています。ブラックユーモアともいうべきこのポスターは、一見、厚労省作成とは思えない奇抜さがありました。

しかし、諸団体からの抗議を受け、厚労省は次のような謝罪文を公表しました。

「この度、『人生会議』の普及・啓発のため、ＰＲポスターを公開したところですが、患者団体の方々等から、患者や遺族を傷つける内容であるといったご意見を頂戴しております。厚生労働省としましては、こうしたご意見を真摯に受け止め、掲載を停止させていただき、改めて、普及・啓発の進め方を検討させていただきます」

ここから読み取るに、このポスターへの批判の論点はふたつあると思います。

ひとつは、小藪さんの表情のリアルさが患者や家族に不安を抱かせ、気分を害した点。

もうひとつは、ＡＣＰが間違った意図で伝えられた点です。

ひとつめの批判は、現在苦しんでいるがん患者の心情を無視している、要は配慮が足りないということでしょう。ふたつめは、会議というのがいかにもビジネス的匂いに満ち、どうしても決めなくてはいけないように取られてしまったこと。何度でも話し合いを重ねて納得のいく結論を出し、もちろん後日それ（結論）は変わっても差し支えないのだという、いい意味でのＡＣＰの緩さが感じられなかったことがあるのかもしれません。

ところが、撤回してから、逆に「このポスターのどこがいけないの」、「死についてはなかなか話しづらいから、これくらいの啓発はいいんじゃないか」などといった、ポスターを擁護する声も出始め、何となく厚労省のバツの悪さが目立っただけで、議論も尻つぼみになってしまいました。

この騒動の直後に開催された「日本生命倫理学会」では、タイムリーな話題だったためか、このポスターがいかにＡＣＰの理念からかけ離れているかという批判がなされ、しかし学生のなかにはなぜ撤回されるのかわからないという声があり逆にびっくりした、という発表がありました。加えて本題であるＡＣＰの難しさに論点が移っていったのですが……。

私個人としては、このポスターのどこが悪いのか、正直わかりませんでした。がん患者の家族らからの批判を聞くと、そうだな、確かに配慮が少し足りなかったかな、くらいには思いますが、むしろ死に対して悪い意味で過敏になっている気がしました。いい悪いではなく、双方がもう少し肩の力を抜いて話すことはできなかったのか、と残念に思ったくらいです。

このポスターには、決して、死にゆく人を見放したり、茶化したりという意図はなかったと思うのです。

二　知っておきたい、ＡＣＰ（アドバンス・ケア・プランニング）

前項に登場した「人生会議」の造語やポスターは、ＡＣＰの概念を一般国民に普及させたい気持ちがベースとなって作られました。ＡＣＰは、少し前から医療・介護分野でしきりにその必要性が求められるようになってきました。

いったい、何のことを意味するのか、わかりやすく説明しましょう。

かつて、多くの人は、病気になったら病院へ行き相応の治療を受けて、治らなかったら少しずつ悪化するのを経験し、死に向かう、というのが一般的でした。自分の健康や身体については専門家である医師に任せておけばいいという気持ちもあったことでしょう。

でも、医療が発展するにつれ、人々の患者としての権利意識が向上するにつれ、「患者中心の医療」とか「インフォームド・コンセント」などということばが登場し、自分の健康は自分で守ろうというスローガンが普及し、国民の意識はずいぶん変わってきたと思います。テレビをはじめとしたマスメディア由来の健康情報はあふれるほど多く、病気の早期発見早期治療、介護予防、寝たきり防止、フレイル（加齢による身体の衰え）、サルコペニア（加齢による筋力・体力の衰え）などの耳慣れない用語が日常的に散在しています。

ついには、死に方に関しても、八〇パーセント以上の人が意に反して病院や施設で亡くなることに対し、それでいいのかという疑問が提示され、今や死に方や死に場所もあらかじめ自分で決めておくべきだというような論調が聞かれます。

そこには、ただ延命をめざしてきた今の医療の在り方への批判や、要介護状態つまり寝たきりになって周りに過度の迷惑をかけたくないといった国民の願いが反映されているように思います。

死ぬ間際、いつの間にか身体のあちこちにチューブが入れられ、自由が奪われ、自分の人生これでいいのかと考える暇もなく、最期を迎えてしまう人のなんと多いことか。「こんなはずじゃなかった」という後悔ばかりの最期であってほしくない、そのためにACPの必要性が叫ばれるようになったのです。

あえて、その定義を「公衆衛生学」のテキストから紹介すると、

「終末期における患者の意思決定プロセス」です。

「将来の自己決定能力の低下に備えて、今後の治療・療養についての気がかりや価値観を、患者・家族と医療従事者が共有し、ケアを計画する包括的なプロセス」ともあります。

これではちょっと漠然としていますね。

要は、病気が進んで自分の考える力が衰える前に、家族や医師たちと相談し、治療など

についての不安や将来のことなどを話しあい、どんな治療を受けるのか、たとえば延命治療はどうするのか、どこまで医療行為を行うのか、そのときに備えて何を準備しておくのか、などを決めておくことを意味します。

あくまで患者本人の意思を最大限尊重すること、が目的です。

ＡＣＰの意図をきちんと理解していれば、例の「人生会議」のポスターにただドキリとすることなく、ＡＣＰや自分の生死をじっくり考える良き材料になったと思いますが、そのあたりのことを知らなければ、やはりあのポスターは刺激が強すぎたのかもしれません。

でも、「言うは易し、行うは難し」です。ＡＣＰの実践は、実はそんなきれいごとではすまないのです。

実際、現場では、ＡＣＰということばは知っていても、そこに込められている意味に思いが及ばず、いきなり患者に対し、

「どこで死にたい？」

「延命治療は望む？　望まない？」

とぶしつけに尋ねる医師がいると聞き、びっくりしたことがあります。

また、そもそも、意思決定ができるころには、まだ自分の死に対する現実味がわかず、患者の意思といわれても、その意思自体を明確に示せないという患者のほうが多いのです。

医療や福祉の分野にかかわっている人であっても、いざ自分のこととなると、予想以上に混乱し、物事を冷静に判断できないのは、むしろ普通だと思うのです。

ある女性が、もしかしたら命にかかわる病気かもしれないと病院で告げられました。大学教授という肩書を持ち、福祉分野で立派な仕事をしている女性ですが、こと自分の身体に関しては多くの人と同じ、ただ動揺するばかりで、仕事も手につきません。

慌ててご主人に連絡し、事情を説明。自分の不安を打ち明けます。

ところが、ご主人のほうはいたって冷静。というより冷たい態度で彼女の必死の訴えを聞いているだけ。

ときおり「ふーん」とか「それは大変だなあ」とは言いますが、どこか他人事なのです。あげくのはては、翌日、詳細な検査結果を聞くために病院へ行こうとする彼女に対し、「タクシー代がもったいないから、地下鉄で行ってね」とのたまうありさま。

彼女が、怒りを露わにし、呆れ果てたのは言うまでもありません。

「何がＡＣＰ？　それって可能なの？」とあらためて、思ったそう。幸いにも病気のほうはたいしたことなく、これまで通り日常生活を送ることができているのですが、それよりいざというときの夫の態度が忘れられず、たとえ身近な人が側にいたとしても、病気の不安は自分しかわからないし、いったん不信感を持った相手に、自分の死に際について今後真摯に相談などできるものだろうかと、真剣に考えてしまった、とのこと。

このままだと、ＡＣＰが医療界の単なる流行語に終わってしまいます。

そうならないよう、私たちにできることは何かを、引き続き探っていく旅を続けなければなりません。

三　若い人にとっての「死」とは?

ある程度年齢を重ねれば、死はだんだんと身近になってきます。では、若い人は死をどのようにとらえているのでしょう。

「死」と聞いて、思い浮かぶ情景を絵に描いてみてください。二〇～三〇代の学生一五人に、こんな問いかけをしてみました。

難しいことは考えず、直観で描いてもらった「死」のイメージ。なかなかユニークな作品ができあがりました。

【図1】紙の真ん中に描かれた額に、ひしめくように収まっているハート。白抜きのものもあれば、赤く塗りつぶしたものもあります。描いたのは三〇代の女子大生です。いったいこれは……?と尋ねると、「良い感情とそうでもない感情」を表しているとのこと。死に対して、後ろ向きな感情にとどまらず、バランスよく描かれているのは、死を否定的に捉えてはいないのだろうと推測できます。

【図2】こちらは、二〇歳の女子学生の絵。真ん中にあるのは、電球です。描いた学生によれば、人の命を電球に置き換えたとのこと。真っ黒に塗りつぶしてあるのは、寿命が来たことを表しています。電球は真ん中に囲われていますが、ここが死後の世界。周囲にある、四角や三角、丸の形は、生きていたときの記憶だとのこと。身体は死んでいても、死後の世界に身を置いていてもなお、思い出だけはその人を取り巻くように漂っているところが面白い。もしかしたら、それらは私たちが「魂」と呼んでいるものなのかもしれません。

【図3】二一歳の男子学生は、摩訶不思議な絵を描いてくれました。しかし、一見これは何がなんだか理解に苦しみます。彼によれば、生と死は、スイッチの「ON」と「OFF」に例えられるそう。「ON」が生で「OFF」が死ですね。きっぱりと「0」か「100」の世界で、中間というものは存在しないのだと。よく「生死の境をさまよう」といいますが、これは、ひん死の状態であり、死にかけている状態です。そういう場合だって、いずれかは生か死、どちらかに属するわけですので、確かに、「0」か「100」といえるでしょう。

さらにこの学生は、死にもいろいろとある、といいます。家族や愛する人を亡くした後の哀しみ、それを「心の死」と呼び、ひとつの死として考える。また、アスリートが身体に障害を持ち、以前のような活躍ができなかったとき、これもまた死。

死の多様性を考えたとき、「0」か「100」かではない死を「中間の死」と定義づけ、それを描いたのがこの図だといいます。すべての線が点線で描かれているところが「中間の死」イコール「あいまいさ」を示していて、単に肉体がなくなることだけでなく、広い意味での死を描いています。ふわふわと飛んでいるように見える、それこそが「中間の死」であり、生きていくうえで、そのような死は私たちの周りにたくさん存在しているということなのでしょう。

【図1】

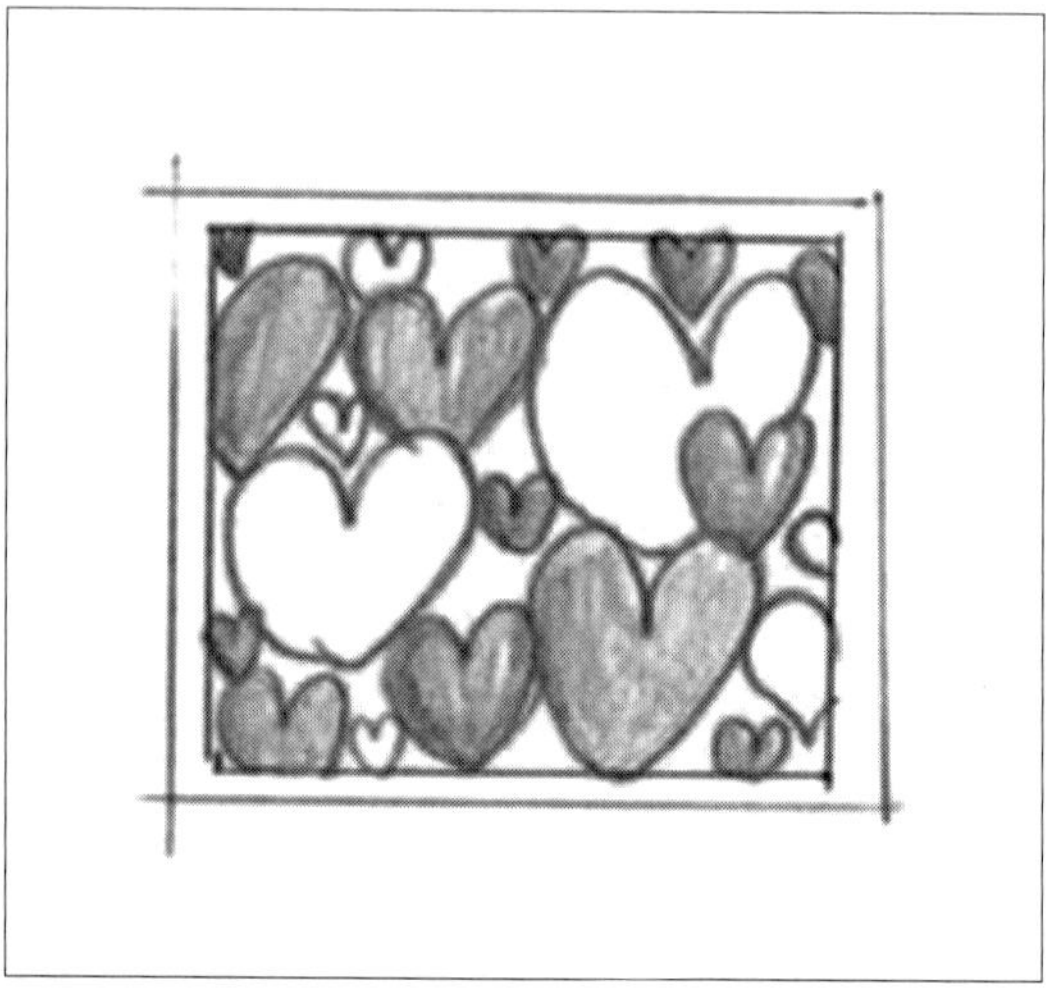

【図2】

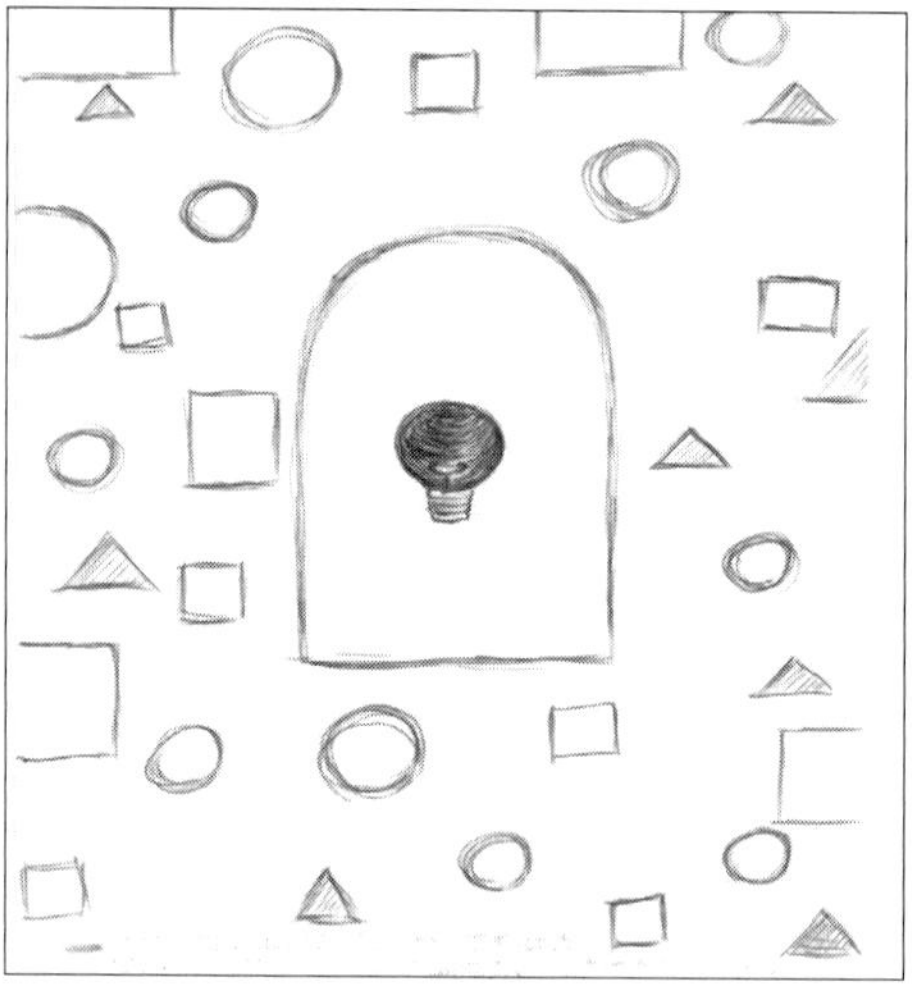

【図 3】

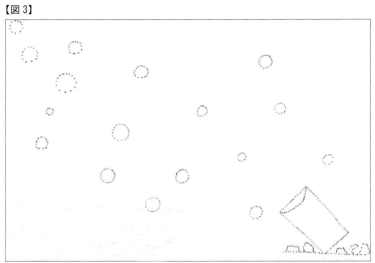

【図 4】

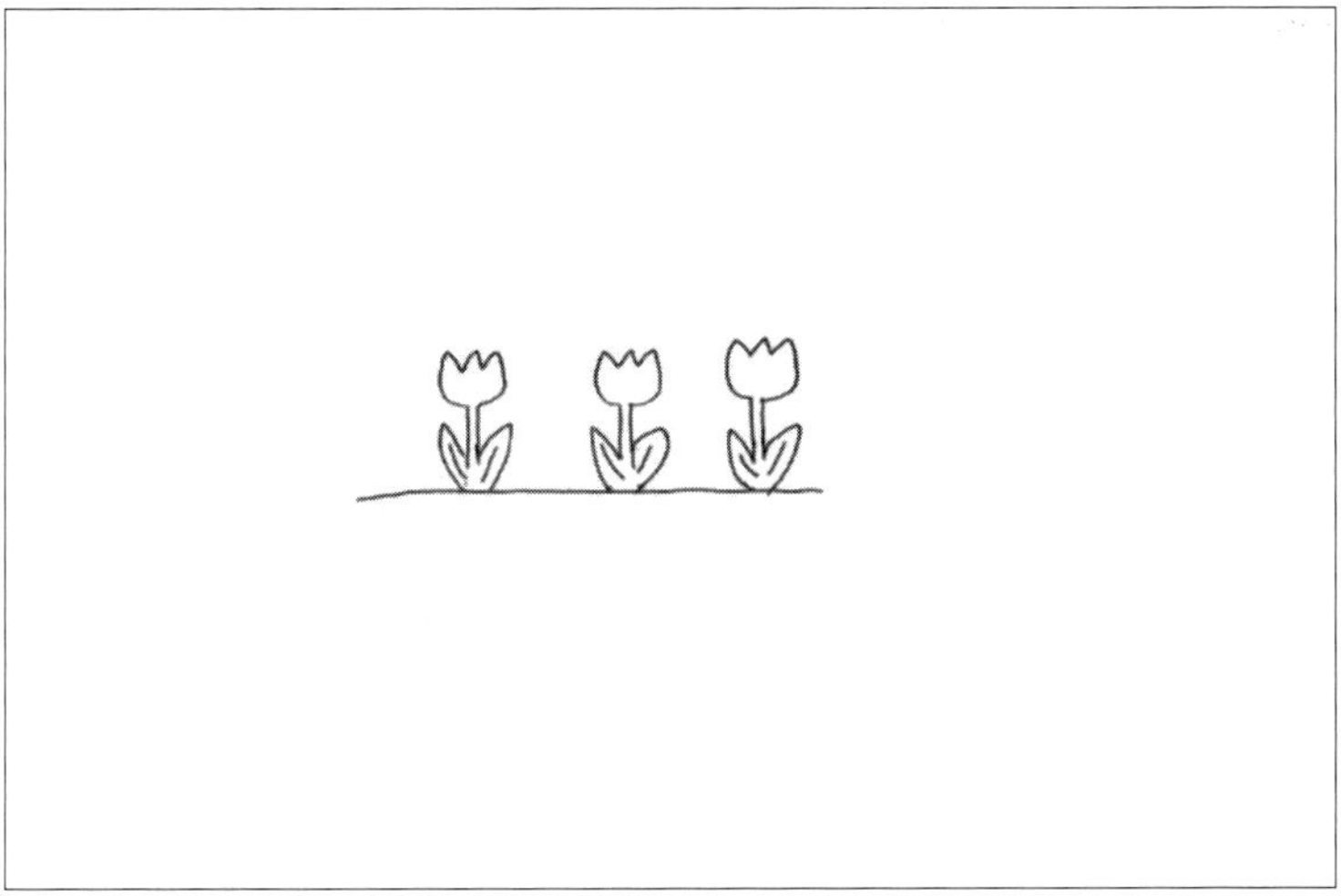

【図4】花が枯れてしまった様子を描いてくれた学生が二人いましたが、逆にチューリップが三本可愛らしく並んで咲いている絵を描いたのは一八歳の女子学生でした。

彼女がいうには、人が亡くなったときに供えるのはお花。その後、土から新しい命となり花として芽生えることを連想したといいます。つまり、死によってなくなってしまった命の「再生」です。

彼女は「生まれ変わり」を信じているのかもしれません。

「生まれ変わり」「あの世」というのは非科学的な話です。しかし、近年は科学的でないからといってその存在を否定する傾向は、徐々に薄れているのだといわれます。

二〇一〇年の朝日新聞社の全国世論調査では、「死後の世界」や「あの世」が「ある」と答えたのは四九パーセントで、「ない」の四三パーセントを上回っていました。死後に「霊魂が残る」かについては、「残る」が四六パーセントで、「そう思わない」が四二パーセントでした。

死んだ人がどうなるのか、という問いに対しては、「生まれ変わる」が三〇パーセント、「別の世界に行く」が二四パーセント。「消滅する」は一八パーセント、「魂は存在しない」が九パーセントという結果でした。

二〇〇八年に調査を行った読売新聞社では、この結果を、当時流行った「千の風になって」の影響ではないか、と分析をしていますが、いずれにしろ、年代に関係なく「あの世」は存在し、「死んだら生まれ変わる」「別の世界に行く」と考える人はそれぞれ半数にのぼる、ということです。（以上は、宗教情報センターのサイトからの引用です。https://www.circam.jp/reports/02/detail/id=5097）

小学生でも、四〇パーセントは輪廻転生を信じる、との調査結果があります。成長発達の過程で、幼児～小学低学年までは「アニミズム」的思考をしがちのため、死後の世界や魂、生まれ変わりということばに抵抗はないのかもしれません。

いずれにしろ、この絵を描いた女子学生が、死を超えて芽生えた新しい命を花にたとえて描いたのは興味深いことでした。

その他、真ん中に真っ黒に塗りつぶされた四角い絵を描いた女子学生は、「死んだら何もない、真っ黒なイメージ」といいます。

また、葬儀の際の仏壇を描いた女子がいたり、花に輪っかがあって、花がニコニコ笑っている様子を描いたりしたものもありました。輪っかは、光輪とも呼ばれ、キリストや天使たちの聖性の象徴です。日本でも仏の身体から発せられる丸い光の環がありますが、こちらは、仏の智慧を表しています。

なかには、宗教によって「あの世」が分かれるという学生もいました。

何気なく描かれた絵に、若い人々が死をどのように見ているかが垣間見え、それぞれの経験や願いが反映されているかのようです。思ったより、死に対する恐怖や不安がなかったことに驚かされました。

恐怖や不安などの負の感情が薄いのは、まだ、身近に死を経験していないからなのか、死が遠い存在であるためなのかはわかりません。

死んだら何もない、「無」だという人が私の周囲にもたくさんいますが、若い人は、若いからこそ、死に対しても夢や希望を抱くのかもしれません。

四　変わらない高齢者医療の現実

先日、びっくりするような新聞記事が目に留まりました。といっても、これが現実なのだということでしょうが……。

二〇二〇年一月二六日の読売新聞朝刊。自身も乳がんを患い、医療や介護分野を取材してきた女性記者の体験が綴られていました。

それは、記者の義父に起こったある出来事について、です。八三歳になる義父は、散歩やゴルフを楽しむ生活を送っていたのですが、ある時突然の全身のかゆみと残尿感を訴え、救急車で大学病院に運ばれました。腎臓内科に入院したものの、なかなか残尿感が治らず、その原因を探る検査続きで、すっかり疲れ果ててしまいます。院内感染による敗血症で苦しんだあげく、残尿感は治まったもののかゆみのために食欲がわかず、胃ろうの手術を受けることになります。結局、「要介護５」の認定を受けて、自宅療養となるのです。しかし、ここに至るまでに抱いた医療不信ゆえに、リハビリやデイサービスを拒否し、家族はすっかり疲弊してしまったとのこと。一連の様子を目の当たりにした記者は、どうしてこんなことに？と自問自答するはめになりました。

記事には、大学病院の老年病科教授のコメントがありました。そのまま引用すると、「高齢者は老化や様々な疾患が複合して症状が出ており、治らない病気も多い。若者のように原因究明して完治を目指すのではなく、初期から治療とともに症状ケアや身体機能の維持、今後の生活環境の調整など包括的な対応が大切」というものです。

「治らない病気も多い」「完治を目指すのではなく」がポイントです。

加齢とともに、あちこちに不具合が出てくることは自然なことなのですが、そんな当たり前のことを忘れるくらい、医学は進歩したのかもしれません。

体調が悪いのは、加齢のせいなのか病気なのか、治らないのか治るものなのか、その見極めがとても大切になってきます。

記者も、各科の連携を望んだのですが、大学病院では臓器別に分かれており、症状だけをみて科をぐるぐる渡り歩く格好になったのでした。その間に筋力や活力が落ち、介護の必要な状態に陥ってしまった。いまさらながら「臓器を診て人を診ない」といわれる現在の医療の現実に、茫然自失になった記者の思いが溢れていました。

この記事を読んだ知人は、我が意を得たりとばかりに「その通り」といっていましたし、つい先日も、受診の際に、医師がパソコンばかり見て全くこちらを見ようとしない態度に怒っている人がいました。

もう何十年も指摘されているこれらの現実・課題は、今になっても変わっていないことをつくづく思い知らされました。

くだんの記事にある高齢の義父は、もしこのまま亡くなるようなことがあれば、後悔ばかりの最期を迎えることになりかねません。

でも、実は医療に不信感や不満を抱きつつ亡くなってしまう方は、けっこう存在します。本人のみならず、残された家族も嫌な思いを抱え、でも誰にもいえず、もやもや感だけが残ってしまう……。

その原因のひとつは、やはりコミュニケーション不足にあるでしょう。あるいは医療側の説明が足らないゆえだと思います。

医療従事者にとっては、検査も治療も医療用語も日常のなかに馴染んでいます。こうしたらああなる、これをやったらこんな風になるかもしれない、と予測できることはたくさんあります。でも、ここが難しいところなのですが、それらをすべて患者や家族に話すことが果たしていいのかどうか。たとえば手術の際に、起こり得る副作用や合併症について、詳しく説明しすぎると患者は恐怖を覚えてしまいます。たとえ、数パーセントの確率であっても、どうしても悪いほうへと考えてしまう、そんな傾向があります。

薬局で購入する薬の注意事項をじっくり読んでみてください。いずれにも副作用のことが書いてありますが、読めば読むほど薬を飲むのが怖くなってきます。高齢になるほど、複数の病気を抱えていることから、余計に空恐ろしくなり、もう飲むのを止めてしまうことも大いにあり得ます。

一方で、医療側にも責任はあります。

そもそも大学病院は、昔から「治療」「教育」「研究」すべてを担う機能を持っています。高度な専門性があるといわれながら、いまだ発展途上の医療技術もあるでしょうし、経験の乏しい医師や看護師の教育も担っています。大きな病院や大学病院のほうがいつでも優れているという思い込みは危険です。どんなときでも大きな病院へ行くという人がなかなか減らないのは、双方にとって迷惑なことなのです。大病院賛歌の立場を取ってきたマスメディアにも責任はあるでしょう。

記事のなかで、義父が医療不信に陥り、リハビリもデイサービスも拒否する、という気持ちはとても良くわかります。しかし、これからは、大学病院ではなく、地域で在宅医療のプロに身をゆだねることになります。大学病院で受ける医療と地域で受ける医療は、また別物。どちらがいいとか悪いとかではなく、それぞれの役割を理解し、患者主導で使い分けていく、くらいのものがないと、本当に「エライ目に遭う」ことになります。

死を迎えるときも同様です。

死を人任せにしないように、自分の生死をしっかり考えてみる。

私にとっては、あらためてその大切さを教えてくれた、ある日曜日のコラム記事でした。

五　小説『ライオンのおやつ』

小川糸さんの小説『ライオンのおやつ』が評判です。本の帯には「人生の最後に食べたい〝おやつ〟は、なんですか？」とあります。

この本は、末期がんの三三歳女性が、最期を過ごしたホスピス「ライオン」での日々を描いたものです。

小川さんは、ご自身のお母さまががんで余命わずかとわかったときの戸惑い、恐れの境地から、徐々に死を受容する様子を観ていて、この本を書いたとおっしゃっています。終末期の様子を描いた、やるせない内容かと思いきや、小川さん独特のファンタジー色とリアルさが、ほどよく詰まったものになっていて、死に興味のない世代にも広く読まれているようです。

よく、明日死ぬとわかったら、何が食べたい？とふざけて質問し合うことがあります。いわゆる最後の晩餐ですね。

小説の主人公が最期の時を過ごす島のホスピス「ライオン」では、ゲスト（患者でも入所者でもなく、全員が「ゲスト」と呼ばれています）が、最後に食べたいおやつをリクエストすることが週に一回行われています。晩餐ではなくおやつにしたところがとても好ましい。

ストーリーは、がんの末期と告げられた主人公、雫が「ライオン」というホスピスがあるレモン島を訪れるところから始まります。発病の様子やそれまでの抗がん剤治療などについては、過去の出来事として所々に触れられていますが、そのあたりはむしろバッサリと切り捨てられ、ライオンのゲストたちとの出会いと別れ、ホスピスを運営するマドンナとの交流、島でワインづくりに励む青年との淡い関係、犬の六花《ろっか》との交流が中心に描かれています。

雫は、わけあって叔父さん（事故で亡くなった母親の双子の弟）に育てられました。随所に、その義理の父への深い愛情を感じさせる箇所があり、終盤、雫がリクエストしたおやつも、父親との思い出の象徴として登場します。

本の装丁からタイトルにいたるまで、まるで絵本のようなこの本のなかで、終末期医療や死がどのように描かれていくのか、興味津々にページをめくりました。

「ライオン」は、まるで、第七章で紹介する「はなみずきの家」のようでした。患者たちをゲストと呼び、自分の家で過ごすように、自由に満ちた空間を提供し、その人らしい最期を演出する。小川さんは「はなみずきの家」をご存知なのでは、と一瞬思ったほどでした。

クリスマスの日に「ライオン」に入った雫は、一見元気な様子ですが、年明けてひと月立つころには、モルヒネの量を増やし、ときに眠り続け、すでに最期の段階に入ったことがわかります。小川さんが実際に経験したことではないので、おそらくお母さまの様子から想像したことなのでしょうが、雫の「意識」として、最期の様子が淡々と描かれていきます。いくつか、印象に残った部分を紹介しましょう。

雫の意識が混濁し始めると、すでに死んだはずのいろいろな人が雫の前に現れます。

小さなころに事故で亡くなったために、会った記憶がない母親は、そのときの年齢のままなので、雫より若い二五歳という設定。見知らぬ若い女性の登場に戸惑いを隠せない雫。

「わたしのほうが年上なんだね、変な感じ」と口に出してしまいます。

お母さんから、

「お母さん、って呼んでみてくれる？　私まだ、一度もそう呼ばれたことがないから」

と言われ、

「お母さん」と呼ぶと、

「きゃーっ、嬉しい！　ありがとう」と本当に嬉しそうな表情をします。

自分より若く、無邪気な母親を前に雫は複雑な気持ちですが、逆にお母さんの方は嬉しくてたまらない。タイムトリップの映画を観ているかのようなシーンです。そのお母さんが、「ごめんね、早死にしちゃって」としんみり話すところは、たぶん幼い子どもを置いて死んでしまった親は皆、こんな風に思っているのだろうなとつくづく思い知らされます。

あるいは、同じ「ライオン」のゲストで、一足先に逝ってしまったアワトリスさん。

死ぬときは、どんな感じだった？と尋ねる雫に、

「おしりの方からふわーっと宙に浮いて、そのままゆっくりでっかい宇宙船で持ちあげられる感じ」と答えるアワトリスさん。

何となく、そんな感じかなあと思っていた私は、この箇所にも、うんうんと納得してしまいました。

臨死体験をした人が、死んだら、ふわふわと身体が宙に浮かび、死んだ自分を皆が囲んでいる様子を見下ろしていた、と話をすることがありますが、ちょうどそんな感じでしょうか。

あるいは、犬の六花のもともとの飼い主で、雫が入るずっと前に「ライオン」で亡くなった鈴木夏子さん。六花を可愛がってくれる雫に心から感謝をしつつ、

「六花の心は、ずっとずっと大きくて深いのよ」

「六花にはすべてわかっている。六花は自分のせいで雫さんが痛いのを我慢したり、旅立てないでいることの方を、心配している」と話し、六花を置いて旅立つ雫を安心させます。

徐々に死に向かっていく雫を、客観的に描写する場面は出てきません。雫自身の言葉としてそれらは描かれ、読者に何気なく悟らせるように書かれています。たぶん、そのあたりが、死というテーマに縛られない自由を感じさせる所以でしょう。たとえば、

「私はもう、美しい朝の海に遭遇しても、自分の手で自分の耳にイヤホンを入れ、音楽を聞くことはできない」

この一文だけで、すでに雫がほとんど寝たきりであることがわかります。そして、

「私は、以前よりもだいぶ不自由になった身体で、時々笑い時々泣いた。まだ、感動する心を失っていないことに感謝だ。だけどその涙はもう、百パーセント、喜びの涙だった。自分はなんて幸せなんだろう。そう感じるたびに、私の目からは涙があふれた」と、雫が最期になって、感謝の気持ちにあふれていることが示されます。

誰かを、何かを恨んだり憎んだりして死ぬよりは、感謝の気持ちで満たされながら逝くほうが、どれだけ幸せかを、小川さんは伝えたかったのではないでしょうか。

誰かを看取ったことのある経験を持つ人なら思い当たるでしょうが、意識も反応もないのに、最期の瞬間に涙が頬を伝わっているのを見て深く感動することがあります。おそらく、雫と同じように感謝のあまりに泣いているのだと思うと、それは残された人にとって

ずいぶん救われた気持ちがするのではないかと思います。

もうひとつ、私がとても共感した部分があります。

中盤、雫がマドンナと本音で話をする場面。

ライオンに来ることを父親に告げないままであることや、私が死んだら誰が迎えに来てくれるだろう、死んだらどうなるのだろう、という率直な疑問をマドンナにぶつけていく雫。とっくに、自分の死を受け止めてきたかのように描写されてきた雫が、自分の不安や今の心情をマドンナに話していく、はじめて雫が自分をさらけ出す場面でもあります。

そして、はっきりとわかったこと。それは、

「まだ死にたくない。もっともっと長生きしたい」

という、雫の正直な気持ちでした。

雫は、これまで、もっと生きたいと思うことが、欲張りだったり往生際が悪くてみっともないことだったりすると思っていました。でもそれは嘘。本当は、死にたくなんかないと自分の気持ちをはっきりと吐露し、声を張り上げて泣き叫ぶ。そして、死を受け入れるなんてそう簡単にできるはずはない、と言い切るのです。

私は、このシーンを読んでホッとしました。

本当に、自分の死も愛する人の死も同じ、死を受け入れるなんて簡単にできるはずがな

い。いつの時点で、雫は自分の死を受け止めて、こんな冷静なふるまいができるのだろうと、読みながら微かに覚えた違和感がここで解消され、雫の涙に安心したのです。

人間の生への深い執着。
生きていることの素晴らしさ。
死ぬことの切なさとあきらめの後の満たされた気持ち。
そして、ありあまる感謝と幸福感。

こんな風に生きて死ねたらいいいと思わせる温かな小説です。

六　透析中止は誰が決める？　透析中止で死亡した女性の訴え

二〇一九年、東京にある公立病院で、終末期に至らない女性の、透析中止による死亡事件が報道されました。事件の顛末は次の通りです。

透析治療を受けている四〇代の女性が、透析をするために造ったバスキュラーアクセス（血液を出したり戻したりする出入口）が詰まってダメになり、他の手術をするしか選択肢がないことを告げられます。女性は、アクセスが詰まったら透析はやめると決めていたといい、透析を中止すると二週間程度で死に至りますよ、と告げられても、その意思は変わらなかったといいます。

いったんは中止を決めた女性でしたが、いざ透析を止めると、あまりの苦しさ辛さに、こんなに苦しいなら、と透析再開を看護師に伝えます。しかし、そのことばは尿毒症の症状が強くパニック状態にあったときに発せられたものでした。

そこで、鎮静剤などで精神的に落ちついた際に、あらめて医師が「本当に透析を再開しますか」と尋ねることにしました。

それに対し女性は「そんなこと（透析再開）はいっていない。とにかく苦しいのだけは嫌」

と答えたといいます。

最初の報道では、医師が透析中止か継続かの選択を迫った、とあり大騒ぎになりましたが、病院側の説明は、選択を迫ってはいないということと、冷静な状態においては常に患者は透析中止を願っていた、というものでした。

よくあることですが、遺族側と病院側の言い分は食い違っていて、混乱をきたします。ただいえることは、患者の気持ちは常に揺れ動き、いくら説明をしても揺れ動く気持ちはいつでも誰にでも起きる、ということでしょうか。

まず透析について、説明をしておきましょう。

腎臓の働きが悪くなると、身体の老廃物を尿として外に出す機能が果たせなくなってしまいます。そこで、人工的に血液の余分な水分や老廃物を取り除き血液をきれいにする治療法が施されます。これが透析治療です。

そもそも、透析自体が辛い治療です。週に三回ほど、一日四時間はかかる透析のために、日常のほとんどの時間が奪われてしまいます。女性が、アクセスがダメになったらもう透析はやめようと思ったのも無理はありません。

腎臓の働きが悪くなる原因は、先天的な腎臓病だったり糖尿病だったり加齢だったりとさまざまなので、透析を受ける患者は年齢も性もいろいろです。でも最近では、透析患者の七割が六五歳以上であること、二〇一八年に透析を始めた患者の平均年齢が七〇歳ということから、透析患者の高齢化が指摘されています。

必要な透析をやめると、血液中の老廃物や毒素が体外に排出できなくなりますから、呼吸が苦しくなったり吐き気が出たり血圧が上がったり、いろいろな不具合が出てきます。これが尿毒症と呼ばれる病気で、そのまま放っておけば死に至ります。まさに、四〇代の女性は尿毒症の苦しさにさらされたのでした。

透析治療を受けている患者は、何十年経っても常に心穏やかではありません。もうやめたいという気持ちをずっと抱えながら生きている人がたくさんいます。そもそも、そのような行き場のない患者の気持ちを十分にくみ取ったりサポートしたりする仕組みができていないのです。

この事件の患者はまだ四〇代の若さでした。夫も子どももいます。透析を止めたら二週間程度で死んでしまうと頭でわかっていても、本人も家族にとっても、死は非現実的だったのかもしれません。

一方で、透析を自分の意思できっぱり止めて、やはり二週間で亡くなった方がいます。八〇歳を過ぎた高齢の女性で、三〇年以上透析を続けていました。同じように、透析を止めたら二週間ほどで死に至ると説明を受けましたが、それに動じることなく、尿毒症に苦しんでも気持ちを撤回することなく、そのまま逝ってしまいました。自分で自分の最期を決めたその態度は、実に見事、家族を感心させたほどでした。

二〇二〇年三月、日本透析医学会は、医学的に終末期ではない患者でも、希望すれば透析中止や導入見合わせを認める提言案を出しました。

これに対し、透析患者からは、患者の決断を支えるサポート体制がないことを懸念する声が挙がっています。そのうえで、今回の事件を振り返って、患者が主体的な意見を表明する必要性や患者の言動をくみ取れる医療体制の整備を訴えています。

これまで安易に透析導入を勧めてきた医療体制の見直し、患者の精神面のサポート体制の充実の必要性、患者の意思尊重など、四〇代女性の死が社会に与えた影響には、とても大きなものがあります。

少なくとも、自分の死に方は自分で決めたいという患者の思いが、きちんと実現できる社会でなくてはならないと思います。

第六章　歴史にみる死の迎え方

死のイメージを豊かにするために、歴史上の著名な人々の死にざまを知る、という方法があります。

かつて、家で死ぬのが当たり前だった時代には、死ぬ有様を自分の目で見ることができました。でも、今や八〇パーセント前後が病院施設で終焉を迎える時代。なんと医療従事者でさえ、人の死ぬのを見たことがないという人が珍しくないと聞きます。

最近はともかくとして、過去に遡ってみていくと、死ぬ間際のことを詳しく記録されたものはそれほど多くはありません。まして、庶民についてはまずわからないでしょう。ただし、高貴な身分の人、歴史上有名な人についてはしばしば臨終の様子が文字や絵として残されています。

医療が未発達の時代には、どのようにしたら極楽に行けるか、苦しまずに死ぬにはどうしたらよいかの知恵を、仏教の教えに求めた時代がありました。西洋医学が導入される明治時代の少し前までは、宗教は医療に代わる拠り所であり、癒しや安心感をもたらす存在だったのです。

残念なことに、社会が近代化すればするほど、医学が発達すればするほど、死は私たちから遠くなり、宗教は葬式仏教としてしか親しみがなくなりました。今では、葬式仏教どころか、葬式はしない、墓もいらないという人々が大勢いて、仏教を含む宗教自体が行き場をなくしつつある大変な時代を迎えています。

とくに、オウム真理教の事件が起こって以後、宗教は怖いものだといった観念が定着しました。

いつからか、宗教は怖い、宗教大嫌い、私は無宗教です……。そんなことばをよく耳にするようになりました。

洗脳され、自分が自分でなくなったり、教祖の教えに従って大量殺人を起こしたりする。そんな信仰の姿をみれば、誰でも宗教に嫌悪感を抱くでしょう。オウム真理教は、大勢の人の命を無造作に奪っただけでなく、日本の文化とは切っても切り離せない宗教・信仰への信頼を根底から揺さぶり崩壊させてしまいました。実に罪深い出来事だといわざるを得ません。

しかし本来、私たちは、昔から神も仏も大好きな人種です。しかも、かなりゆるやかな形で、あらゆる神や仏を受け入れてきた歴史を持っています。

今でも、苦しいときの神頼みとばかり、健康や病気平癒を願って神仏に手を合わせる行為は、ごく普通に日常のなかにあります。今も昔も、人間にとって絶対に避けられない死や往生を考える際に、宗教や信仰はなくてはならないものなのではないでしょうか。

では、医療や身体そのものに対する知識がなかった時代に、人々はどのようにして、病や死をとらえていたのでしょう。死に対する不安や恐れをどんな方法でやわらげていたのでしょうか。

歴史を調べていくと、意外にも私たち現代人と何ら変わらない姿が浮かんでくるのです。

一　藤原道長の病と極楽往生の夢

藤原道長は、歴史を語るうえでも医学を学ぶうえでも、大変に興味深い人物です。自筆の日記『御堂関白記』には、三三歳から五六歳までの日常の断片的な記録が残っていて、現代において私たちはそれを読むことができるのです。道長がどんな人物であったかはともかく、ここでは道長の病と死に対する考え方を見ていくことにします。

「この世をば我が世とぞおもふ望月の欠けたることも無しと思えば」

道長のことを詳しくは知らなくても、この歌はどこかで耳にしたことがあると思います。当時、絶大な権力を握っていた道長の、あまりに有名な和歌。この世はすべて自分の思い通り、とはいかにも傲慢なイメージです。

この歌から、道長について、自信家、野心家、豪放、剛健、向こう見ず……などという人物像が定着していた時期がありました。しかし、本当の道長は、幼少のころから病弱であったといわれます。しかも、若いときから糖尿病（当時は飲水病といわれていました）に罹っていました。

道長の伯父、長兄、甥もそれぞれ糖尿病で早世していることから、糖尿病が遺伝的要素の濃い病気だということがわかります。

当時の貴族たちの食事は、美食による栄養の偏りが著しく、それに加え毎晩大酒を飲み、しかも運動不足と睡眠不足。このような生活を続けていたら、道長でなくても糖尿病に罹ってしまうのは避けられなかったでしょう。

長く糖尿病と戦っていた道長は、このような華やかな歌を詠むのと同じ時期に、胸の痛み、苦しみに襲われ、ときに大声で叫ぶほどの苦痛を訴えていたといわれます。

どんなに強い権力を持ったとしても、病には勝てないのです。


「……目、なお見えず。二、三尺相去る人の顔見えず。ただ手に取るもののみ之《これ》を見る。何をいわんや、庭前のことをや」


こちらは、望月の歌の翌年に書かれたものです。

すでに、糖尿病の合併症である網膜症のためか、あるいは白内障ゆえか、だんだんと目が見えなくなっていく我が身を嘆いている、大層心細げで哀しい歌です。

とすれば、望月の歌を詠んだときには、すでに糖尿病の末期状態であったと考えられます。確かに権力は握ったかもしれない、でも決して健康的で明るい毎日ではなかったはずです。そう思うと、望月の歌そのものもどこか寂しさが漂ってくるような、生と死が隣り合わせであることに思い至る、そんな風にも聞こえます。

道長は、亡くなる一〇二八年の前年春ごろから、体調がいちだんと悪くなり、一時は食事も受け付けなくなります。一一月になると下痢や失禁が続き、衰弱するばかり。このころ背中に大きな癰《よう》（化膿性の腫れもの）ができ、大変苦しみます。現代であれば、抗生物質で治るのでしょうが、当時はそのようなものはありません。針で刺してもただ痛いだけでわずかな膿と血しか出なかったといいます。

さて、道長は信心深い人でした。一二月末には、法成寺の阿弥陀堂に入り、みずからも念仏を唱え、また陰陽師を呼んで、祈祷を行います。

当時の祈祷をばかにしてはいけません。近代医学がなかった時代、病気の原因もわからず確かな治療法もなかったために、鍛冶・祈祷はとても有意義な治療法だったのです。それにより、精神的な安定をもたらす大きな効果があり、道長のような貴族たちだけが受けることのできる、最新の治療法ともいえるものでした。

陰陽師の祈祷によって、意識がなかった道長の意識が一時的に回復します。当時はこれを、身体から離れてしまった魂を呼び戻した、と解釈したようですが、ともあれ、祈祷の成果があったということを意味しています。

また、道長は、阿弥陀堂にある阿弥陀像と自分の手を糸で結び、お釈迦様と同じように北枕西向きに横たわり、僧侶たちの読経のなか、道長自身も念仏を口ずさみつつ往生したと伝えられています。

道長の最期の様子は平安時代の歴史物語『栄花物語』（作者不詳）に記されています。何らかの脚色があるのでは、ともいわれますが、道長が仏教に帰依し、極楽往生を願っていたのは確か。阿弥陀様と自分の指を糸で結ぶなど、いかにも道長の必死の願いが込められているようで、全くの作り話でもなさそうです。

道長の子である道頼は、道長の死後、京都に平等院を建立しました。

今では、世界遺産として知られ、一〇円玉硬貨の絵柄としても御馴染みです。この、平等院こそが「浄土」を表しているといわれ、なるほど、そういわれてみれば、鳳凰堂とその堂内の阿弥陀仏、周囲の庭園などは、経典に基づいて造られた現世の極楽浄土のようにみえます。

極楽浄土に往生することは、当時の人々の夢であり願いであったのでしょう。その思いがこの美しく堂々とした寺院を造るひとつの原動力になったのだと思います。

二　仏教の宗祖たちの最期

源信の『往生要集』

念仏さえ唱えれば往生できると説いて庶民から圧倒的な支持を得た法然。法然の師であった源信、そして法然の弟子であった親鸞も、当時としては長寿で、しかも臨終時は苦しむ様子がなかったことが知られています。

源信は、仏教の経典から往生に関する文書を集め『往生要集』として著しました。どうしたら理想的な極楽往生ができるか、を具体的に示したわけです。私が「死を身近に感じ、後悔なく、恐れることなく死ぬためにはどうしたらよいか」をテーマに、このように書き綴るのと少し似ています。いつの世も、楽に逝きたい、つまり極楽往生したいと願うのは同じなのですね。

法然は、源信の教えをさらに発展させ、それまで極楽往生するには難行《なんぎょう》（厳しい修行を積むこと）が必要だとする源信に対し、易行《いぎょう》（困難な修行の道ではなく、念仏を唱え信心すること）が良しとしましたが、両者とも念仏を唱えることが往生への道だとする点は同じでした。さらに法然の弟子である親鸞は、念仏も必要ない、ただひたすらに阿弥陀仏様を信心することで極楽往生できるとしたのです。

三人のそれぞれの主張はともかく、ではそんな三人がどんな最期を遂げたのかを見てみましょう。

極楽往生するときの準備を詳細に説いた源信は、自分の最期を悟り、まず体や衣を洗い、鼻毛まで抜いて阿弥陀仏像の指に結わえた糸を手に取り、苦しむことなく入滅されたとあります。体を清めたのは、穢れた場には仏さまが迎えに来てくれないと信じたためでした。享年七六。眠るような死だったといわれます。

臨終間際の苦痛の有無は、それを見守る人にとっては、本人が往生したかどうかを判断する重要な要素でした。源信は、伏して長かったものの、苦しむ様子がなかったので極楽往生できたとみなされたのです。

阿弥陀仏像の指と自身の指を糸で結ぶ行為は、藤原道長も同じでした。

往生するためのノウハウを書物として残した源信と天下を取ったも同然の道長とが、まるで子どものように、阿弥陀仏像と糸でつながってあの世に旅立つとは、当時の人々の阿弥陀信仰の強さが伺えます。おそらく、道長は源信の『往生要集』を熟読していて、往生間際の儀式に則ったのでしょう。それほどまでに極楽往生にこだわった。今でいう、いわゆる「ポックリ寺」へ参詣するのと同じ気持ちだったのかもしれません。

極楽に往くための具体的方法のほか、『往生要集』には六道が描かれています。

六道とは、天道、人道、阿修羅道、畜生道、餓鬼道、地獄道のこと。

天道は、人間より優れた「天人」の世界。楽しいこともありますが、仏教と出会っていないために、煩悩から逃れることができません。

人道は、人間世界。四苦八苦の世界で、決して幸せばかりではありませんが、自力で解脱することができるとされています。

阿修羅道。阿修羅は戦いの神。絶えず争い、欲望に縛られた世界です。

畜生道は、動物の世界。弱肉強食がはびこり、自分が生きるために他者を蹴落とし殺すことも厭いません。

餓鬼道は、飢えと乾きに苦しみ、異様に腹だけが出た鬼の世界です。欲望と嫉妬の塊で、ここから抜け出すのはとても難しいといわれます。

地獄道は文字通りの地獄の世界。六道のなかで最も苦しい世界です。悪いことをすると地獄に落ちるといわれるのは、どの道(世界)よりも辛く苦しいためです。

生きているときの行いによって六つの世界のどこに行くかが決まり、生まれ変わってはぐるぐると廻り苦しみ迷い続けることをいわゆる「輪廻」といいます。「輪廻」と聞くと、生まれ変わることを意味するように使われますが、仏教では、心の状態・持ち方を意味します。

仏教では、この六道から逃れて極楽浄土に行くことを「解脱」「悟り」と呼んでいます。仏教の目的は、まさしく「輪廻」から逃れて極楽浄土へ行くことをめざしているのです。

源信はまた、はじめて「地獄」を可視化した人です。『往生要集』の六道の記述をもとに「六道絵」を著し（絵図の作者は複数いるとされますが、名前は不明）、とくに地獄道を描いた凄惨な絵図は人々を恐れさせ、おのずと極楽浄土への往生を強く願う気持ちを喚起させせました。

機会があれば「地獄絵」をあらためて見てください。犯した罪によって、永遠に続く恐ろしい罰に苛まされるのです。非科学的と思いながら、今見てもすぐにページを閉じたくなるような残酷な描写に溢れています。

また、このほかに仏教絵図として知られているのが「九相図《くそうず》」です。

人間が死んだ後にその肉体がどのように変化をしていくのかを、九段階（場合によっては十段階）ごとにつぶさに描いたものです。

生前の姿は、ふくよかで可愛らしい女性です。それが、死んだのちには腐敗によるガスの発生で身体が風船のように膨れ上がり、敗れた皮膚から体液が流れ出し、骨が露出していきます。

全身の肉が解けていくにつれ、身体は青黒く変色し、蛆虫がわき、鳥獣が群がり、やがては骨だけになって、最後には土に還るのです。

このような様子を絵画として残したことに、どんな意味があったのかは定かではありません。一説には、修行をする僧の煩悩を払うために、この世にある肉体を不浄なものと認識させるために描かれたとされます。描かれる対象が女性であるのも、当時の僧侶が男性であったゆえとも。

いずれにしろ、死後の様子をつぶさに進行度によって描いたあたり、当時の人々が死をどのようにとらえていたかを考えるヒントになると思います。

さて、では源信の次の時代に生きた法然は、臨終に対し、どんな思いを抱いていたのでしょう。

五色の糸を拒んだ法然

まずは、法然の最期の様子を見てみましょう。

法然は、枕を北にし、顔を西に向け、ひたすら念仏を唱えながら眠るように往生した、という記録があります。八〇歳のときでした。源信も法然も現代並みに長生きであったことに驚かされます。法然は、弟子たちから阿弥陀仏様の指に五色の糸をかけ、もう一方の端を法然の指に結わうよう促されますが、それを拒んだといわれます。

何故でしょうか。

源信の『往生要集』では、極楽往生するためには、臨終間際にどのような行為をするかが極めて重要だと書かれています。ゆえに、源信もそれを読んだ道長も、念仏を唱え阿弥陀像の指と自分の指を糸で結ぶことを行いました。しかし法然はそうではなかった。それは法然の往生に対する考え方の違いにありました。

法然は、日ごろから念仏を行っている者は、無理に臨終行儀をする必要はない、と考えていました。臨終のときばかりが大切なのではなく、日ごろの信心・念仏こそが大事であり、心から本願（阿弥陀様がすべての者を救うという願い）を信じていれば、臨終の際には、必ず来迎（阿弥陀様のお迎え）があると説いていたのです。

浄土宗総本山の知恩院に「法然上人行状絵図」があります。浄土宗の始祖といわれる法然上人の生涯をわかりやすい絵図で描いたもので、四八巻から成り立っています。

そのなかに、臨終を悟った法然上人が、弟子たちが念仏を唱えるなかで、阿弥陀三尊の来迎仏に迎えられながら眠るように息を引き取る場面が描かれた絵図があります。

阿弥陀三尊のお迎えがあることを視覚で表したことや、亡くなったのが仏陀（お釈迦様）と同じ八〇歳であったことが、法然に対する畏敬の念を高めるのに一役買ったのだと思います。

後に、この絵図を見た人は、日ごろから信心する心を持ち、念仏を怠らないことが、極楽に往生できる重要な「条件」と受け止めたことでしょう。

さらに長生きだった親鸞聖人

源信も法然も長生きでしたが、さらに親鸞は、九〇歳でその生涯を閉じました。当時で九〇歳といえば、すでに仙人に近い存在だったのかもしれません。

親鸞の最期は、恵信尼《えしんに》（親鸞の妻）が、末娘の覚信尼《かくしんに》に送ったいくつかの手紙を集めた「恵信尼消息」に詳しく見て取れます。この「恵信尼消息」は、西本願寺の宝物館に眠っていたもので、大正時代に発見されました。それまで親鸞という人物は実在していなかったのではないか、との見方もあったのですが、この発見によって親鸞が実在していたことや、法然との出会い、最期の様子などが詳細にわかることにつながり、大変貴重な資料として読み継がれています。

覚信尼への消息（手紙）によると、親鸞は、高熱が出ても当時の医療や看護を拒否し、最期に「わたしが死んだら、鴨川に入れて魚に与えよ」との言葉を残し、静かに旅立ったことがわかります。

親鸞は、念仏こそ大事とする法然を心から尊敬していましたが、さらに自力ではなく他力に徹するべきだという自説を強く説き続けました。

自力とは、自分の力で何とかしようとすることで、他力とは阿弥陀様をひたすら信じることをいいます。自分の力を過信することなく、煩悩からはどうやっても逃れられない凡夫であることを自覚し、他の力、すなわち阿弥陀様のお力を信じることしか道はないのだと信じること、それが親鸞の主張です。

したがって、親鸞は、臨終の際にいろいろな儀式や努力も自力の行為だとし、臨終行儀そのものを否定するのです。


極楽に往生が決まるのは、臨終のときの行儀（儀式）による、と説いた源信。

そうではなくて、ひたすら日ごろから念仏を唱えることこそが極楽への道、とした法然。

源信や法然を敬いつつ、信心が定まったときにすでに極楽往生は決まっていると説く親鸞。

圧倒的に庶民の心を鷲づかみにしたのは、念仏の重要性を強調した法然と、他力の信心こそが往生の道と説いた親鸞だったのです。

三人ともに当時としては長寿でしたが、とくに法然と親鸞は八〇、九〇歳であり、その臨終の様子や説法に説得力があるのも無理ありません。

この三人の共通点を考えてみると、次の項目が挙げられます。

「みずからの死を悟ること」
「覚悟を持つこと」
「信心すること」
「無駄な治療を受けないこと」

宗教のことはわからなくても、最期には何らかの「信心」が必要になります。わかりやすく、ここでは仏教の始祖たちを挙げ、それぞれの最期と極楽往生するためのこだわりを紹介しました。好き嫌いではなく、知らず知らずのうちに神や仏とともに生きている私たちにとって、あらためて彼らの人生や死の捉え方を学ぶのもまた、ひとつの死のレッスンなのだと思います。

さて、この四つのなかで、現代医療を受ける私たちにとって最も困難なのが「無駄な治療を受けないこと」だと思います。無駄な治療とはいったい何を意味するのか、を次に考えてみましょう。

三　「無駄な治療を受けないこと」とは……

前項で、穏やかに死んでいった歴史上著名な僧侶たちの死に際を紹介し、彼らに倣って極楽往生するための条件を四つ提示しました。ここでは、そのなかのひとつ、「無駄な治療を受けないこと」とはどういう意味なのかを考えてみたいと思います。

病気は、治療すれば必ず治るという前提で行われるわけではありません。もちろん、歴史のある治療方法は、過去の膨大な経験則に基づき、副作用も含めて情報が充実しており、治るという確信のもとに行われることがほとんどです。

ところが、病気の機序そのものが複雑で、かつ治療法も多彩な現代にあっては、なかなか先が読めないケースがままあります。がんはその代表で、ひとくちにがんといってもその「顔つき」は患者によって大きく異なり、治療の効果の現れ方も一様ではありません。

また、「無駄な治療」というとき、現在では、「無駄な延命治療」を意味することが多いようです。ここでも、穏やかに死ぬための条件として挙げたのは、まさに終末期における治療について、の意味にほかなりません。

近年、「無駄な延命治療は受けたくない」と口にする人が増えました。かつては、治らないとわかっていても、人工呼吸器を付けたり、持続点滴をしたり、あらゆる方法で延命を図った時代がありましたが、そのような過去の事例から、意識がなくベッドに伏したままで終えていくなら、苦しい治療はもう嫌だ、という気持ちが起こるのは当然といえます。

ところが、このような要望に対し、病院側の対応は極めて冷酷です。病院は治療をするところだから、治療を拒否するなら、ここにいる必要はない、というのが病院側の言い分なのです。さらに、そのことを患者や家族の気持ちを慮って丁寧に説明するのではなく、ろくに顔も見ないで、じゃ出て行ってください、と突き放すようにして告げる医者も珍しくないようです。

残念ながら、病院側の言い分はその通りなのです。病院とは、治療をするところであり、看取る場ではないということを病院側はいっているのにすぎません。無駄かもしれないし、患者にとっては苦痛かもしれないけれど、できるだけのことをしてなるべく延命を図るのが病院で働く医療従事者の仕事です。

だからこそ、患者である側がしっかりと見据えないといけないのです。

見据える？　何を？

「自分の散り際」を、です。

どんな状態でも生きていたいと思うのも良し、回復する見込みがないなら、どこかの時点で治療を受けないという選択肢もあり、です。そして、楽に穏やかに最期を迎えたいのなら、私は後者を選ぶことをお勧めしたいのです。

といっても、末期の際に強い痛みに襲われることがあります。楽に死にたいのですから、そのような痛みが消える治療をしてもらわなければなりません。それは、病気を治す治療ではないにしろ、患者にとっては必要な治療ですから、無駄とはいえません。

がんの告知しかりで、患者に真実を告げない時代は終わり、患者の意志や発言に医療者側が耳を傾けるのが当然の時代です。

自分の余命を知り、できる限りの治療（病気を治すための治療）を納得するまで受けたら、あとは運を天に任せ、苦痛の除去のみに専念し、静かに死を待つ――。

その「見極め」と「度胸」こそ、穏やかに死ぬための心得のひとつといえるのではないでしょうか。

では、現代医療において、「無駄な治療」を具体的に示すとしたら、何が無駄なのかをさらに考えたいと思います。

四　「無駄な治療」の具体例

「無駄な治療」が、具体的に何を意味するのか、あらかじめ知っておくことも大切です。それこそが、自分らしい穏やかな死を迎えるための必須知識。

ここでは、ずばり！「無駄な治療（延命治療）」を挙げていきたいと思います。

この場合、対象者は「終末期にある患者」です。つまり、末期のがんなど、すでに死期が近づいている状態であることが前提となります。

①　「呼吸停止時の挿管や人工マッサージ」

死期を迎えた患者は、呼びかけても反応がなく、呼吸は下顎呼吸（息を吐く時間が長くなり、徐々に呼吸の回数も少なくなります）となり、そのうちに呼吸が止まります。そのようなときに、無理やり挿管をして気道を確保し、人工呼吸器をつける……。全く意味がありません。また、患者の上に乗り、心臓部分を強く圧迫する人工マッサージも必要ありません。

そんなことがあり得るの？と思うかもしれませんが、実際数十年前にはありました。さすがに最近は、きちんとした終末医療の教育を受けた医療スタッフがほとんどなので、このようなことはないと思いますが、病院は密室です。知識として必要性のないことは何か、を知っておくことは大切だと思います。

②「昇圧剤や輸血投与」

終末期の患者は、死が近づくにつれ、血圧が下がり、脈は触れなくなっていきます。だからといって、血圧を上げる昇圧剤や輸血をするのは、無駄な治療以外の何ものでもありません。

延命治療を拒否しても、病院にいる限りは、せめて点滴くらいはしましょう、といわれることもあります。そのときは一日二〇〇ccまでは許容範囲ですが、中身に昇圧剤など無駄なものが入っていないことがポイントです。

③「吸引」

自分では喉にからんだ痰を吐き出せないために、管で定期的に痰を取る吸引。これもただ患者を苦しめるだけです。

知人に、難病でしばらく入院していた人がいます。自分の力で痰を吐き出せなくて、この吸引を強いられたと話していましたが、それはそれは苦しかったと。その人の場合は難病で、入院・吸引は、回復を前提とした一時的な医療行為でしたから、無駄とはいえません。でも、今でも忘れられないほどの苦痛だったと聞いて、死ぬ間際にそのような苦しみは味わいたくないものだとあらためて思ったものです。

母の最期が近づいたとき、意識はもうないのに、定期的に痰の吸引をしようとするナースに対し、「やめてください」とお願いしました。吸引しないと、痰が詰まって息が止まりますよ、といわれましたが、それでけっこうです、と伝えました。痰の吸引は、とても見るに堪えません。たとえ、それで死期が多少早まったとしても、この判断は良かったと今でも思っています。

④「高カロリー輸液の点滴」

死の近い患者に栄養を与えて何になるのでしょう。

⑤「胃ろう」

これについては、賛否両論あります。私の身内も、胃ろうのおかげで数年間生きることができた、と喜んでいましたから、「無駄」といわれることに反発を抱くかもしれません。問題は、胃ろうを施すことではなく、胃ろうが何を意味するのか、を考えて主治医とよく相談することです。終末期に胃ろうが必要な場合とは、いったいどういうことなのか。延命のための胃ろうをするくらいなら好きなものを食べて誤嚥して逝く方がずっと幸せだと、私は思います。

⑥「経鼻栄養」

⑥は、④⑤と同じ意味があります。口から食べられなくなったので、点滴や胃、そして鼻にチューブを入れて栄養をただ体内に入れる行為です。

私ごとですが、父が亡くなったとき、長い闘病生活だったにもかかわらず、父の体には傷ひとつ、穴ひとつありませんでした。それは無駄な延命治療をしなかったことの証だと思っていて、人工的な栄養や意味のない点滴やドレーンをその都度拒否してきた結果だと信じています。

父の最期は、血圧がゼロ、つまり測定不可能という状態にあっても、なおまだ意識がありました。話すことはできませんでしたが、しっかりと周囲を見据えつつ、静かに横たわり、そしてその数時間後に息を引き取りました。

母の場合は、死期が迫っていてもまだ元気でしたから、本人の希望もあって高カロリー輸液を行いました。しかし、口から食べることは一切禁じられ、母は「食べられないのは地獄だ」といっていました。

「食べたら死ぬよ」といわれ、そういわれると死期が近いとわかっていても恐怖心に駆られ、つい輸液を承知してしまったのです。それが本当に良い判断だったのかどうか、今でも当時を思い出し、後悔することがあります。

これまで誰かの最期に立ち合ったことがあるなら、それがどんな最期だったか、患者にとって苦痛で無駄な治療はなかったか、あらめて考えてみることをお勧めしたいと思います。

もし、そのような経験がないなら、意識があってもなくても、それが苦しい治療かどうか、無駄か無駄ではないか、思いっきり想像力を働かせてみてください。あるいは医師や看護師にとことん聞いてみることをお勧めします。

ちょこっとコラム④　野心家ゴヤのすさまじい生き方

画家というのは、一部の例外を除いて、生きているうちに絵は売れず、極貧と失意のうちに亡くなる、そんなイメージがありますが、そうではない恵まれた画家もいました。たとえば、「宮廷画家」と呼ばれる人々がそうです。王室や貴族たちに召し抱えられ、固定給とある程度の安定した地位を得るのです。宮廷画家になれれば、絵の具を買うにも苦労するということはなくなりますが、何せ雇用主はやんごとなき人々ですから、かなり気を遣う立場ではあります。

ポーランド王とドイツのデューラー、イギリスのチャールズ一世とヴァン・ダイク、フェリペ四世とベラスケスなどが、芸術愛好家である王と画家たちの関係としてよく知られています。そして、ゴヤ。

ゴヤは、四人のスペイン王に仕えました。最初はカルロス三世の王付き画家、その三年後には新国王となったカルロス四世の宮廷画家に昇進します。スペインの貧しい職人の家に生まれたゴヤが宮廷画家に昇り詰めるには、相当の努力と野心と、そして実力と運がなければ不可能だったでしょう。

王族の肖像画を描くときは、そのままではとても納得してもらえず、かといって全く似ていない絵を描くわけにもいかず、それ相応の技量と度胸が必要になることは容易に想像がつきます。つまり、恵まれてはいるものの、宮廷画家というのはそれなりのストレスが溜まります。たとえばベラスケスは、画家としてではなく役人としても重職を与えられ、スペイン王女とフランスのルイ一四世の婚儀のために奔走し、その直後六一歳で急逝してしまいます。過労死だといわれました。

ゴヤも、宮廷画家として贅沢な生活を送りつつ、もっと気ままに制作に取り組みたいと友人への手紙で愚痴ったりしています。

順風満帆にみえたゴヤの画家としての人生。ところが、原因不明の病にかかり、完全に聴覚を失ってしまいます。四六歳のときでした。この大きな喪失から一転、画風は近代的なものに移行し、以前にも増して精力的に創作に取り掛かるのです。

音のない世界のなかで描いた有名なものに「裸のマヤ」があります。両腕を挙げて、ベッドにしなやかな肢体をのびのびと伸ばし、挑発的なまなざしをこちらに向ける絵です。当時、神話以外でヌードを描くことは禁じられていたにもかかわらず、なんとアンダーヘアまでリアルに描かれています。西洋美術史上はじめてアンダーヘアがお目見えした歴史的絵画でした。

これを見たローランサンの有名なことばがこちら。

「スペインの女たちは惑わせるのが上手。でも、ゴヤの方が一枚上手」

さて、若いころから晩年にいたるまで、ゴヤは多くの自画像を描いています。いずれも、当時のゴヤの心情をよく表していて、それだけでもゴヤのドラマティックな人生が伺えます。

そして、最晩年の自画像を見てみると……。

それは、黒コンテで描かれた素描帖のなかにありました。

二本の杖を持って立つ年老いたゴヤ。すでに齢八〇歳。腰はすっかり曲がり、顔は伸び放題の白髪のひげに覆われています。眼光だけは変わらず鋭く、こちらを見る目には殺気が漂い、その容貌はまるで妖怪のよう。

素描には自ら書いた「題辞」が添えられています。

「それでもわしは学ぶぞ」がそれ。

ゴヤの亡くなった年に書かれたものなのに、少しも死の気配はなく、生きようとする気迫に満ちています。

生きることと死ぬことは同じ。

どうせ死ぬなら、ゴヤのように生きてみたい。

第七章　エンド・オブ・ライフ「はなみずきの家」を知りたい！

一　本物の緩和ケア！　しかも在宅で！

二〇一八年一二月二六日、国立がん研究センターは、がん患者の四割近くが、亡くなる前のひと月間、「痛みがあった」と答えたアンケート結果を発表しました。調査の対象は遺族たちで、看取った家族の様子についての回答をまとめたものです。

あらら……。がんの痛みに耐えながら亡くなる事態はかなり減ったと思っていましたが、そうではなかったようです。今なお、痛みを感じながら死んでいく人がこれほど多いとは。またそれを端で見ている家族の立場に立てば、やはりがんは怖い、死ぬのは恐ろしいと思ってしまうのは当然でしょう。

この記事を読んで、真っ先に私の脳裏に浮かんだのは、在宅型ホスピス「はなみずきの家」でした。

「願いの車」を運営している株式会社タウの提携先である「はなみずきの家」。私はその代表である大井真澄氏を訪ね、在宅型ホスピスの実際を見てきたばかりでした。

大井さんは、一一年前に父親を末期がんで亡くしました。病院から見放されたために在宅で最期を看取ったのですが、その際「苦しい、苦しい」ともがく父親の姿に大変なショックを受けたそうです。その強烈な体験が、末期のがんの方々を「自宅にいるような自由な時間のなか」で、「病院で過ごしているような医療・介護への安心感」のもとで過ごさせてあげたいと考え、「なはみずきの家」をオープンしました。大井さんのご主人が医師でクリニックを開業したのを機に、末期がん患者に特化した訪問診療と患者が入居するための賃貸住宅を始めたのです。

最初は、とても苦労なさったとのこと。いろいろな病院を回り、患者を紹介してもらうよう根気よく声をかけ続けたそうです。徐々にその熱意が伝わり、今では、川越と浦和にある「はなみずきの家」は、常に満員状態。賛同してくれる病院や医師も少しずつ増えていきました。

病院で、もう手の施しようがないといわれた患者たちが集まってくる「はなみずきの家」、ついつい暗いイメージを抱きがちですが、それが大きな思い違いであることは訪問してみればすぐにわかります。部屋はすべて個室で、まるでビジネスホテルのよう。中庭には、はなみずきの木が植わり、降り注ぐ光のなかで患者たちは思い思い過ごしています。住宅街の一角にあるためか、施設というよりおしゃれな邸宅風のたたずまいです。

病院ではまったく食事が摂れず死を待つばかりだった患者たちが、この「はなみずきの家」では、自宅にいるかのように食事を口から食べ、他の患者やスタッフとコミュニケーションを取っている、それは彼らが末期がんであることを忘れてしまうくらいの変貌ぶりです。

残念ながら、末期がんであることに変わりはないために、余命が伸びたとしても、やはりいつかは亡くなっていきます。でも、大好きなウナギやラーメンを食べ、アルコールやタバコや夜更かしも自由。のびのびとした生活を送った後は、強い痛みを訴えることも誤嚥を起こすこともなく、穏やかに眠るように亡くなっていくのだといいます。

「はなみずきの家」で過ごす方々のなかで、数人が「願いのくるま」を利用し、いずれも大変満足なさっています。そしてその数日後、楽しい最期の思い出を抱きつつ、あの世へ旅立っていくのです。

これこそが本物の緩和ケアのあるべき姿です。

死が近いことを知りながら、残りの日々を悔いなく楽しく生きてこそ、はじめて死は怖くなくなるのです。

冒頭の調査結果について、国立がん研究センターは、心身の苦痛を軽減する緩和ケアにおいて、医師に知識不足があったり、病院の体制にばらつきがあったりすることが背景にあると分析しています。

でも、お気づきでしょうか。「願いのくるま」も「はなみずきの家」も、医療関係者ではない人々の発想です。

知識や病院の体制に問題があるのではなく、患者への思いに大きな違いがあるのではないでしょうか。

病院は病気を治すところ。確かにそうです。でもその先に死があること、患者の人生を尊重することを、そろそろ真剣に認めるときが来たのだと思います。

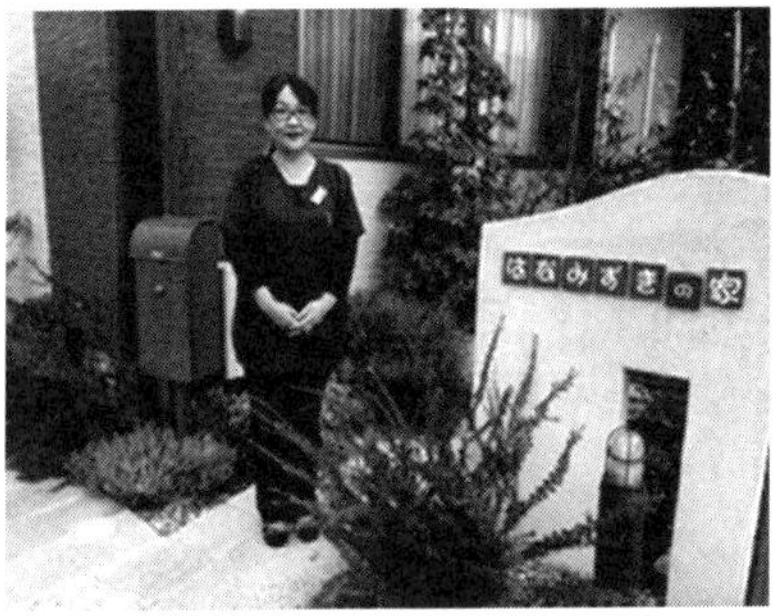

はなみずきの家代表の大井真澄氏

二 「はなみずきの家」で過ごす日々

はなみずきの家をわかりやすく説明すると「看取りの家」、もう少し堅苦しくいえば「在宅型ホスピス」です。でも、代表である大井真澄氏は、最期のときに後悔することをできるだけ少なくするための「場」でありたいと強く願っています。

死を迎えるとき、あるいは旅立った後、本人のみならず家族や周囲の人々は、多かれ少なかれ後悔の念を抱きます。とくに、見送った家族にしてみれば「ああすれば良かった、こうしたほうが良かったかも」という思いが少なからず残るもの。そんな、後々まで引きずる後悔をなるべく軽くしたい、といいます。これも在宅で大変な思いで父親の介護をしてきた経験からのものでしょう。

他院からの紹介で「はなみずきの家」に来た方々は、たいていがもう治療方法がないといった段階を迎えています。鼻や口からチューブを入れ、酸素吸入をし、腕には点滴の針、場合によっては胃ろうが作られていることもあります。しかし、驚くべきことに、それらをすべて抜いてしまうのが「はなみずきの家」の流儀です。なるべく口から食事をし、自らトイレに出向くような、人間にとって尊厳にかかわる行為を取り戻すことから始まります。

不思議なことに、チューブやドレーンを抜いたからといってすぐに容態が悪くなることはありません。むしろ、少量でも口から食べることで、活力が生まれ、元気を取り戻すのだといいます。

よく昔から「食べられなくなったらおしまい」といいますが、ときに、わざわざ口から食べられない状況を作り出し、患者の生きる力を奪っているのが現代医療だといえます。ひとくち食べれば、もう少し食べたいという気になり、あれが食べたい、これも食べられたら、と欲が出てきます。食べることで、もしかしたら起きられるかも、立てるかも、歩けるかも、とどんどん元気になり、余命半年といわれた人が三年生き延びた例もありました。私も実際にそのような方々と「はなみずきの家」で出会い、驚かされたことが多々あります。

最初、「はなみずきの家」に来たときは寝たきりだった人が、車椅子で動いたり、晩酌を楽しんでみたり、デイサービスに出向いて写経をしたり太極拳にいそしむ人もいます。

「なるべく自宅に近い環境を」という徹底したこだわりが、奇跡をもたらしてくれているのです。

「病院は〝安全〟を重視する場、ここ（はなみずきの家）は、〝安心〟を大事にするところ」

これは、「はなみずきの家」を立ち上げた大井代表のことばです。もちろん、病院は治療をするところ、といった前提があってのことです。

安全を優先するあまりに生まれる拘束や薬の過剰投与。

安心を何より大切にするゆえの自由と快感の獲得。

前者が病院や施設。後者が「はなみずきの家」です。

入所する人々の自由や尊厳を大事にするために、法律やルールで縛られた老人保健施設やサ高住（サービス付き高齢者住宅）にはしたくない、との思いが大井代表には強くありました。そのために、「はなみずきの家」は、がんの末期患者のための賃貸住宅という位置づけにあります。つまり大井代表は「大家さん」というわけ。

「はなみずきの家」は、がんの末期患者限定の賃貸住宅として、毎月入所者から家賃をいただきます。もともと川越にあったクリニック（院長は大井代表の夫君）と連携しており、同時に居宅介護支援事業所の申請・設置もしています。つまり、賃貸の住宅に住みながら、医療や介護サービスが受けられる仕組みになっているのです。なかなかユニークなシステムですが、これもなるべく自宅に近い空間で最期の時を過ごしてほしい、という夢を実現させるためでした。

最初は、認知度が低く、入所者が集まらず空室だらけ、といった様相でしたから経営面では厳しい時期もありました。そんなとき、周囲から、がんの末期患者にこだわらずもっといろいろな人を入れたらいいのに、ともいわれたそうです。でもそこを頑として曲げなかったのが大井代表のすごいところです。そのこだわりが、今や常に満室状態、勤める看護師や介護士など人材にも困らないという状況を生み出したといえます。

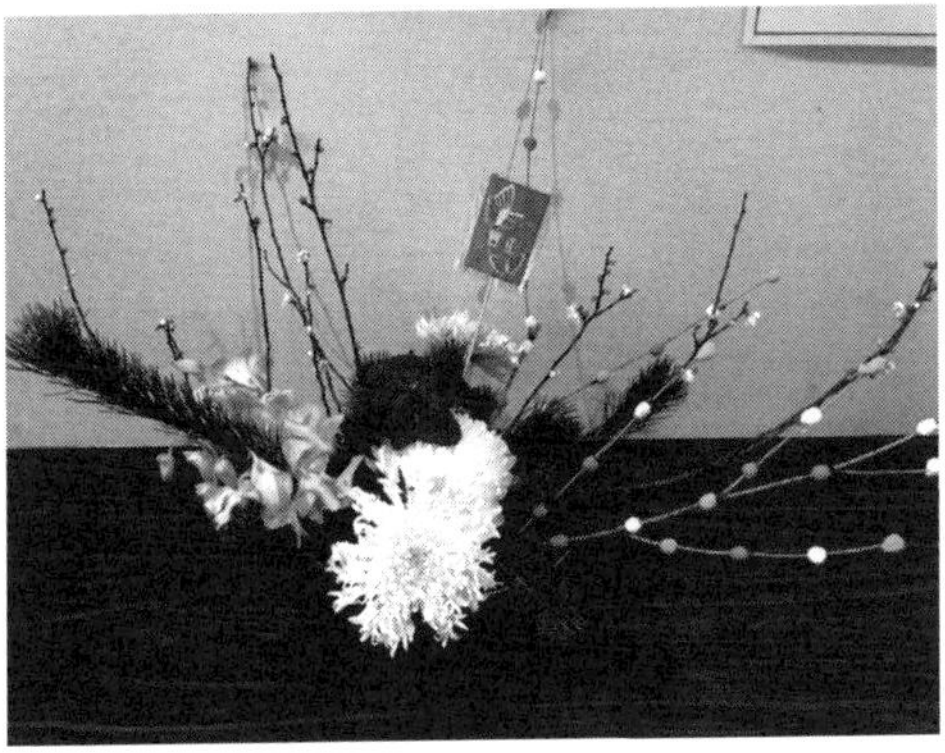

大井さんが生けた正月の花

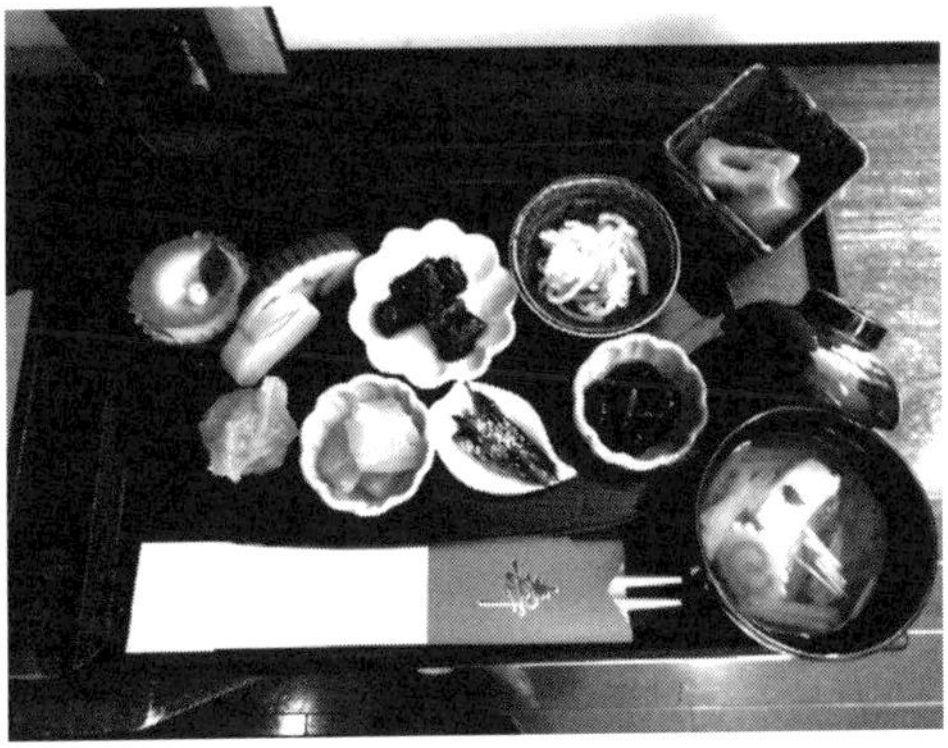

大井さん手づくりの〝おせち〟料理

三　看護部長・榎本幸さんの手紙

「はなみずきの家」の看護部長である榎本幸さんは、外科のナースとしての実践を経て、設立当初から「はなみずきの家」で働いている人です。いつも若々しく、笑顔を絶やさない榎本さんは、「はなみずきの家」で最期を迎えた方々の様子について、転院する前の病院スタッフに手紙を書いています。

先に触れたように、「はなみずきの家」に来る人々の多くは、他の病院施設から転院して来られます。手紙は、ここに来る前の病院スタッフに、患者の最期の様子を伝えるためのものです。病院や医療に馴染みの少ない人にとっては、何でもないことのように思うかもしれませんが、これは本当に稀なことなのです。縦割り組織で構成されている医療分野において、病状に関する情報提供をすることはあっても、亡くなった後に転院前の病院スタッフ宛に手紙を書くなどということはまずないといっていいでしょう。

でも榎本さんは、心を込めて、丁寧に、ひとりひとりがどんな毎日を「はなみずきの家」で送っていたか、どんな風に最期を迎えたかをきちんと伝えているのです。そのやり取りが、結果的に「はなみずきの家」の存在価値を高めているのだと思います。

私は、その手紙をすべて読ませていただきました。

「はなみずきの家」で過ごす日にちが、三〇〇日にもなる人もいれば、七日で亡くなってしまう人もいます。たくさんの家族に看取られて旅立つ人もいれば、独りを好み、静かに逝かれる人もあります。一〇〇人いれば人生が一〇〇通りあるように、死に方も一〇〇通りあることがよくわかります。

榎本さんの手紙は、「平素、医療連携では大変お世話になっております」からはじまり、「簡単ではございますがご報告させていただきます」と締めくくられます。まるで、その方々の表情が目に浮かぶかのように、いきいきと文字が綴られています。

私が読んだなかから、印象に残った手紙をそのままここで紹介させていただきます。この手紙を読むと、「はなみずきの家」で過ごすということがどういうことか、よく理解できると思うのです。

① タバコ大好きな武田さん（仮名）の場合

「平素　医療連携では大変お世話になっております。ご紹介いただきました武田勝男様の入居の経過をご報告させていただきます。

入居時の本人の希望はタバコが吸いたい、マッサージをしてほしいということでした

ので、目標として、

●少しでも苦痛症状の緩和ができること。

●本人のペースに合わせた生活が送れること。

●楽しみ（タバコを吸う）の時間が持てること。

をあげ、支援することにしました。

食事に関しては、本人の希望される品を用意しました。ケンタッキーチキン、ポテトフライ、コーラ、焼きそば、焼き鳥、ラーメン、茶そば等。体調が良いとペロっと召し上がることがありました。タバコは車いすで喫煙所へ行き吸われました。そのうちに車椅子に移ることが難しくなり、部屋で亡くなる前日まで吸われました。

「ああ、気持ちいいなー」という言葉が聞かれました。

短期間でしたが、彼のできる精一杯のことをされて旅立ったという印象が残りました。

簡単ではございますがご報告させていただきます」

今時、施設内で喫煙などもってのほか。しかし、「最期の時を自由に過ごしていただく」を最優先させ、施設内でも室内でも喫煙できるよう環境を整えていたのがわかります。武田さんにとっては大好きなタバコを最期まで吸うことができて、満足感でいっぱいだったことでしょう。

「はなみずきの家」で結婚式を挙げた方もいます。その様子を榎本さんの手紙から見ていきましょう。

② ウェディングドレスを着て旅立った大澤さん（仮名）

「平素 医療連携では大変お世話になっております。ご紹介いただきました大澤幸子様の入居の経過をご報告させていただきます。

入居時、笑顔で挨拶され、夕食はたぬきうどんが食べたいとおわん半量食べられました。次の日は車椅子に乗車し、ご家族と散歩されたり日光浴されました。夫となる林様は泊まって看病することになりました。

1月6日あたりから傾眠がちになりましたがトイレは自力でと頑張られておりました。下腿の浮腫は増強し、不正出血は続いておりました。口内炎がつらそうでした。1月7日には入籍されました。林様がこれから区役所に出してきますと出かけました。本人様に「おめでとう」の言葉が飛び交い、指輪を見せてくれながら笑顔が素敵でした。1月8日結婚式を挙げました。ベッド座位になりご自分で作成されたウェディングドレスを胸にかけ写真を撮りました。皆さまとびきりの笑顔でした。それが終わると傾眠になり1月10日夫となった林様、息子、娘様に見守られ旅立ちました。旅立ちの衣装はウェディングドレスでした。とてもきれいな穏やかなお顔でした。

簡単ではございますがご報告させていただきます」


「生きるのも大変だけど死ぬのも大変ね」

これは、亡くなる少し前に皆で温泉旅行に行き、その後永眠された高見さんという患者さんの生前のことばです。タバコ大好きな武田さん、ウェディングドレスを着て旅立った大澤さん。お二人とも死を受け入れ、悔いはなかったと思いますが、やはり死ぬのは大変なことに違いありません。もうひとつ、それを伺い知ることのできる手紙を紹介しましょう。

③　自由のなかで葛藤した梅田さん（仮名）
「平素　医療連携では大変お世話になっております。ご紹介いただきました梅田克子様の入居の経過をご報告させていただきます。

自由にタバコを吸いたい、お酒を飲みたい、自由に外出したり外食したりして過ごしたいと入居されました。

朝から焼酎を缶酎ハイで割って一日中飲まれ酔って、呂律が回らない事が日常茶飯事でした。飲み続けなければならない心の内にどのように寄り添えばよいのかと戸惑いもありました。

お酒は栄養があるから飲まないより飲んだ方がいいと友人が言っていたとの発言もあり、肌つやも良く、お酒が飲めるってある意味いいなあと思ったりもしました。（注：榎本さんは下戸です）

（克子様の）お母さまは、「本人は死にたくないと思っている。本人が辛くてボロボロの時は、生きている間は希望を持ちなさいと言い続けてきました。ふらふらしていても本人が出かけたいと言ったら出かけさせてください。家に帰りたいと言ったら帰してください。何があっても覚悟していますので」とおっしゃっていました。

買い物や外食に出かけられる時はお化粧をされ、ウィッグをつけて笑顔で出かけました。８月10日から、克子様が計画された箱根の旅行をご家族様、ご親戚の方々と楽しまれました。

お風呂は毎日午前中に入られました。週末は家に帰り愛猫と、大好きなママとの時間を持たれました。家に帰るとなかなか「はなみずきの家に帰りたくない」と駄々っ子になっていたようです。11月に入って、ワンデュロテップ（医療用麻薬）が開始になりましたが、本人から「眠ってばかりいて廃人になってしまう」、お母さまも「認知症のようでメールもできない、悪態つけないのは克子らしくないので」と麻薬に反対されました。結局10日で中止しました。

年明けて、「全身あちこち痛い、身の置きどころがない」と訴えられて再開しました。そのような中でも、美味しいものが食べたいと職員とお母さまと数人で近くのイタリアンレストランに出かけ、ワインを飲まれたりパスタを食べたりされ、談笑し楽しい時間を過ごされました。その別れ際、「親より先に死ねないね」とポツリとおっしゃいました。

お正月も10日間家に帰りました。その間、はなみずきの家の看護師が訪問させていただきました。お母さまは、今までのお正月は不安でしたので、今年は良かったですと安心されていました。

2月に入り傾眠になり、嚥下もままならなくなりました。お母さまが克子様が寂しい思いをしなくてすむようにいつでも誰かが居られるスケジュール表を作り冷蔵庫に貼りました。旅立たれる前の1週間、ご家族様、ご友人の方々との別れの時間になり、呼びかけたり、お話しされたりするとうなずかれ皆様を喜ばせました。

2月14日、お母さま、おばさまの「もう十分頑張ったから楽になっていいよ」というお声がけがあり、スーッと呼吸が止まり静かに旅立ちました。透き通るようなきれいなお顔にお母さまがルージュをさしました。旅立ちの衣装は、白いリボンのついたブラウスとキャリアウーマンらしくグレーのスーツ姿でした。

簡単ではございますが、ご報告させていただきます」

克子さんの「はなみずきの家」の入院は一七三日間に及びました。酒を飲みタバコを吸い、ときに好きなものを食べるために外出しても、なかなか死を受け入れることはできなかったようです。また、痛み止めである医療用麻薬に対して、抵抗感もあったことが伺えます。痛いのを我慢する、それはいったいなぜでしょうか。

かつて、日本の終末期医療では、モルヒネを極力使わない傾向がありました。使い方を知らなかったといっていいでしょう。

つまり、病気を治すことを最大の目的とし、死は敗北だと位置づける医療において、死そのものをきちんと学ぶ機会がなかったことが最大の要因だと思います。

日本人の寿命が五〇歳代に達したのは一九四七年。

以後、戦争がなかったことと子どもが死ななくなったことを背景に、日本の平均寿命は他の国に例をみないほどに延びていきます。

あれよあれよという間に、男女ともに八〇歳を超える寿命を獲得し、それはちょうどめざましい経済成長とともに、「素晴らしいこと」としてみなされてきました。

新しい検査法や治療法が登場し、確かに医療は発展しました。でも、その成長の陰には、意味なくただ延命を目的とした終末期医療、寝たきり老人の増大、認知症患者の増加、薬の濫用など、重い課題を置き去りにしてきたのです。

ただ生きているときには人間の尊厳など考えません。死を意識して、はじめて人間とは何か、生きるとは何か、死ぬとはどういうことか、を考え、自身の尊厳を見つめることができるのです。

モルヒネに抵抗を示すのも、ただ延命をめざしてきた医療の副産物だと思っています。

人間の尊厳を意識した、その人らしい穏やかな死を考えたとき、モルヒネに代表される医療用麻薬の存在は欠かせないはずでした。

四　その人らしい旅立ちを迎えるために

「はなみずきの家」では、〝その人らしい旅立ちを迎えるために〟という冊子を事前にご家族に手渡しています。

最期を迎えるときの心構えや、やっておいてほしいことなどが、わかりやすく書かれています。そのなかに、〝身体の自然な経過〟という項目があり、旅立ちまでの様子を詳しく教えてくれています。

どこの緩和ケアでも同じような試みはありますが「はなみずきの家」のそれは、とてもわかりやすく書かれています。家族の立場で、あるいは自分の最期を考えたときに、あらかじめ知っておくと良いと思います。

〝旅立ちまでの身体の自然な経過をお話しします。最期の時が近づいてきますと普段と違ったような症状が出てきます。それらは少しずつ旅立ちを迎えるための準備を身体がしていきます。ご家族が安心して最期まで寄り添っていただけるようにお別れまでの経過をお話します。〟

このような前文から始まる〃身体の自然な経過〃

はじめての看取りは、それまでとは違う様子に家族が慌ててしまい、パニックに陥ることが多々起きます。でも、それは自然なことなのだと知っておくだけで、ずいぶん落ち着いた心で見送ることができるはず。「はなみずきの家」が教えてくれる自然な終わり方。

それを具体的にみていきましょう。

<table>
<tr><th>自然な経過</th><th>どのように対処するか</th></tr>
<tr><td>【食事】
●全身の状態が弱くなるにつれて、食事や水分を摂ることが難しくなっていきます。
●さらさらとした水分は誤嚥してしまうことがあります。

【会話】
●症状が進んでくると眠る時間が増えていき、会話をすること自体が難しくなります。
深く眠っているように見えても聴力は最後</td><td>☆無理に食事を勧めず本人のペースで食べたい時に少しずつお好きなものを召し上がるようにすると良いでしょう。
アイスクリーム、ゼリー、氷片などよく好まれます。
誤嚥を予防するのにスポンジブラスを使ってお好きな飲み物（ジュース、お茶、お酒）で、口を湿らせてあげると良いでしょう。

☆好きな音楽などを聴かせると良いでしょう。
触っている感覚や部屋の雰囲気も感じているので、手を握ったりマッサージなども良いか</td></tr>
</table>

まで残っていると言われています。

【呼吸】

●最期が近づくと、呼吸が不規則になり休むこともあります。肩やあごを上下させてあえぐ呼吸が辛そうな表情に見えることもあります。自然な経過ですので苦痛は感じていません。

●呼吸をする時にのどからゼイゼイ、ゴロゴロという音がしてその音が続くことがあります。これは唾液がうまく呑み込めなくなりのどに唾液が溜まるためです。
お別れが近い時に起こる自然の現象であり、ご本人は苦痛を感じていません。
また、点滴などの水分補給はかえって気道分泌を増やし、苦しさを増強させることがあります。そのため点滴の量を減らすか中止して身体の負担を減らして楽に過ごせるようにしていきます。

【手足の冷たさやむくみ】

●血液の巡りが悪くなり手足が冷たくなったり冷や汗でじっとりしたり手足の先端が紫色になったりします。

もしれません。

☆手足をさすったり、ご家族の方が穏やかに見守り声をかけることで安心して過ごすことができます。

☆唾液が流れるようでしたら拭いてさしあげてください。胸に手を当てて優しくさするのも良いでしょう。
呼吸のたびに音がするのでご家族は心配され、何かできることはないのかと思われますが、吸引しても取り切れず、かえって苦しませ息が止まることもありますので見守っていきましょう。

☆湯たんぽで温めたり、ご家族が手を握ったりさすったり優しく声をかけながらマッサージするとよいでしょう。

【混乱】
●症状が進行し体力が低下してくると、
・ぼんやりとしていることが多くなる。
・日付や場所がわからない。
・幻覚が見えたり、つじつまの合わない事を言ったりする。
・急に泣いたり怒ったり感情がコロコロ変わる。
・落ち着かず、身体を動かし転倒・転落などの危険がある。
などが見受けられることがあります。

【気持ちのつらさ】
●気分がふさぎ込んだり、死に対する不安を訴えることがあります。自分の感情と向き合っている大切な時間となっています。

【点滴について】
●症状が進んでくると徐々に食事や水分を摂ることができなくなっていきます。
　この際には点滴などで水分や栄養分を入れてもうまく身体で利用できずに症状の回復につながらず、むしろ胸やおなかに水がたまるなどの副作用が出ることがあります。

☆このような状態を「せん妄」といいます。「せん妄」は多くの人にみられます。
ご本人の人格が変わってしまったのではなく病気がそうさせていることなのです。
ご本人の言うことを否定せずに、安心できるよう声かけをしましょう。
普段通りに声をかけ、落ち着いてそばで話を聴いてあげましょう。

☆安易に励ましたり否定したりせず、お話をしっかり聴いてあげましょう。
ご家族が穏やかないつも通りの気持ちで、ご本人が安心するようにそばにいることは、ご家族にしかできない素晴らしいことです。

☆むくみや胸水、腹水が多い時は点滴の量を減らしたり、中止したりする方がつらい症状をやわらげる場合がありますので、一緒に話し合いましょう。

五　がんの痛みをどう乗り越えるか

がんの末期というと、どうしても激痛に苦しむイメージがあります。いまでは、かつてのように、痛みを我慢するのではなく、痛む前から鎮痛薬を使い、なるべく痛みを感じさせない方向にあることは確かです。

一方で、麻薬を使うと呼吸が止まってしまったり、眠ってしまったりすることを恐れて、ぎりぎりまで拒否する方がほとんどなのです。でも、いずれは使わずにはいられなくなります。そうならないように、なるべく早くから医療用麻薬を使うことで、痛みと上手に付き合うことができ、痛みに苦しむことが避けられるといいます。

痛みというのは「脳の記憶」です。一度痛みを感じたら、その原因が除去されても、過去の感覚が残っているために痛みをより強く感じてしまう傾向があります。いわば過去の痛みの記憶に支配されてしまっているのです。

痛みの種類は異なりますが、腰痛と少し似たところがあります。腰痛のうち八〇パーセントは原因不明です。ヘルニアや脊椎管狭窄症など、腰痛の原因となる病気が治ってもなお痛みに悩まされる人は、やはり痛みの「記憶」に縛られているためです。レントゲン写真では、ヘルニアや脊椎狭窄を起こしているにもかかわらず痛みを感じない人があったり、逆に何の異常もないのに腰痛を訴える人があったり。いずれも、実際の病変からくるものではなく、過去の記憶のいたずら、または脳の勘違いによるもの、といっていいでしょう。

医療系麻薬を使えば、眠る時間が増えるのは確かです。でも、痛みに耐えることそのものがすでに心身に悪影響を与えていることになります。呼吸や意識レベルに過度な負担を与えないためにも、早くから医療用麻薬に身体や脳を慣れさせ、痛みとうまく付き合うようにしていくことがベストです。

医療用麻薬の発展はめざましく、いまではたくさんの種類があり、段階的に使用するよう、ＷＨＯ（世界保健機関）から指針が出ています。注射や内服や貼り薬など、成分や投与の方法もさまざまな状態に合わせて選ぶことができます。

ただ、他人の痛みはなかなかわかりづらいために、医療現場では「痛みのスケール」が使われます。一〇段階に分けられた痛みの程度をスケールで示し、それに応じて鎮痛薬を投与するという方法です。もちろんそういった作業も必要なのでしょうが、痛みというのは精神的な要素、つまり心がけや気持ちの持ち方に強くかかわっています。痛みの程度を客観的に知ろうとすると同時に、痛みを感じたら薬を、ではなく、痛みを感じさせないよう、痛みに対する恐怖心をあおらないよう、うまく麻薬を使い苦痛を与えないスキルが必要なのだと思います。

四〇歳で、スキルス胃がんと診断された女性がいました。

スキルスというのは、ギリシャ語で「硬い腫瘍」の意味です。通常の胃がんと異なり、がんが胃の壁に沿うようにして広がっていくので、症状がわかりにくく、また、がんのしこりやくぼみがほとんど見られないために、発見が遅れがちになります。

本来、胃がんの五年生存率は九〇パーセントで、予後の良いがんとして知られています。でも、スキルス性の胃がんの五年生存率は、なんと七パーセントです。しかも、若い人にも多いのが特徴で、私が知っているスキルス性患者で最も若い人は二五歳の女性でした。

件《くだん》の四〇歳の女性は、大学病院での検査の結果、すでに手術ができる状態ではないことがわかりました。緩和ケア病棟の空きを待つ間にもみるみる痩せていくのに加え、精神的な不安も常にマックスで、絶えず医師や看護師にイライラをぶつけては感情的になり、看護師にしてみれば扱いにくい患者だったと思われます。

その患者について、私はふたつ思い出に残っていることがあります。

ひとつは、同じ会社の同僚だった女性が二人、見舞いに来てくれたときのこと。突然のことでしたし、車椅子でないと動くことができませんでしたので、お断りするのかと思いきや、ロビーまで行って二人に会いたいというのです。

髪の毛が抜けた頭にターバンを巻き、ようやくの思いで車椅子に移り、看護師がロビーに連れて行きました。

そのときの友人たちの表情は今でも忘れることができません。おそらく、詳しい病状は聞かされていなかったのでしょう。ひと目彼女の姿を見るなり、声を出すのも忘れ、茫然とし、椅子から立ち上がろうとして中腰のまま、身体が固まってしまったのでした。

変わり果てた彼女の顔形にショックを受けた様子。でも、当の本人は心底嬉しそうに、これまで見せたこともない笑顔で二人の友人に微笑みかけるのです。

何といっていいかわからず、友人ふたりは早々に帰ってしまいました。それでも、彼女はよほど嬉しかったのか、いつまでも病院のロビーから消えていく二人の姿を見つめていました。

不思議なことにその夜は、痛みを訴えることなく安らかな睡眠状態を維持することができたのです。

そして、ふたつめのエピソード。これが最後の帰宅になるだろうとの主治医の意見もあり、一泊だけ外泊することになりました。夫と姑と小学生の子どももふたり。こちらとしては無事に病院に戻ってきてくれることを願うしかありません。

そして、外泊を終えて病院に帰ってきたその夜。

人が変わったかと思うほどの上機嫌で、よくしゃべることしゃべること。何を食べた、何を話した、こんなテレビを観て皆で笑った……。尽きることなく、家でのことを話す彼女の様子は、いつもの不機嫌いっぱいの顔とはまるで別人。

「ああ、やっぱり家はいいね」

そう、ぽつりとつぶやいたのでした。

そして、その夜も一切の痛み止めを必要とせず、穏やかに眠ることができたのです。

痛みという感覚の不思議さ。

多くの人を見ていると、痛みと心は深くつながっているのがよくわかります。がんの末期の痛みの対応は、最終的には医療用麻薬を使わなければなりません。でも、たとえ一晩でも一瞬でも、心の持ちようによっては、痛みを感じなくても済むのです。

自宅への外泊を終えて一週間後に、その患者は息を引き取りました。夫や子どもたちに囲まれての最期。きっと楽しい思い出をたくさん抱えて旅立ったのだと信じています。

六　死ぬ瞬間は痛くない

死んだこともないのに、こう言い切ってしまうことにはいささか抵抗はありますが、いろいろな人の話を聞いていると、やはりその瞬間は痛みを感じないのだと思うようになりました。

一九八三年、アメリカのペンシルヴァニアで次のような調査が行われました。

調査対象者は五四七人、うち臨死体験者は八四人、臨死体験はないが死にかかったことのある人一〇五人、臨死体験も死にかかったこともない人は三五八人でした。そのなかで臨死体験をした人の具体的体験をまとめてみたところ、以下の状態に陥っていたことがわかりました。

①　表現できないほどの心のやすらぎと満ち足りた思い（七一パーセント）
②　肉体からの離脱感（七三パーセント）
③　この世とあの世の境界領域に入っていく感じ（五〇パーセント）
④　ある見知らぬ存在に出遭い、自分の人生を回顧する（三六パーセント）

⑤　強い輝きの光を見る。その光は美しく、心を和ませる（三七パーセント）

⑥　とても美しい光景のなかに自分がいる。きれいな色、美しい音楽が聞こえる

（二六パーセント）

研究対象になった人々の属性や社会的階層、人種などとの関連は全くなかったということでした。

ここで強調したいのは、臨死体験の実態ではなく、死ぬ瞬間の苦しみについて、です。これらの要素のなかに、痛みなどのネガティブなものはひとつもなく、最も多いのは、①の安らぎと満ち足りた思い、でした。

これは、一度も死んだことがなく、本当のところはどうなのかと恐れを抱いている私たちにとって、とても安心できる結果ではないでしょうか。

死の瞬間に安らぎが訪れるのは、脳内ホルモンであるエンドルフィンの分泌が増大するから、といわれています。エンドルフィンは、モルヒネと同様に鎮痛作用と快楽作用を持っているので、一種の「幸せホルモン」といっていいでしょう。

ただの砂糖水でも、これはよく効きますよと説明して投与すると、本当に効果が認められることをプラシーボ効果といいますが、その際に血液を採って調べると、血中のエンド

ルフィンが上昇していたことが証明されています。

臨終の人々を看取った多くの臨床医が、患者たちが皆安らかな顔をしているのを見ると、やはりこのエンドルフィンのおかげで死ぬときは苦しくないのだ、という結論に達したともいいます。

エンドルフィン説に反対する声もありますが、エンドルフィン増大に伴って、気持ちが心地よく昂ぶり、これまでにない幸福感や充足感を知ることによって、先の調査結果が示した④のような、何らかの超越的存在との出会い、つまり神や仏の存在を身近に感じることにつながるのではないか、とも思えるのです。

七　在宅医療は、ヨチヨチ歩き？

日本には、病院や医療にまつわるいろいろなことを細かく規定する「医療法」という法律があります。近年の改正で、「在宅医療」が推進され、それに伴って、在宅で最期を迎えようとする動きが活発化してきました。

その定義を教科書的にいえば「継続的な医療が必要で、通院困難な患者に、居宅で専門的な医療を提供すること」を在宅医療という、となります。

病院なら、医師や看護師、薬剤師、理学療法士、作業療法士、管理栄養士など多種多様の医療従事者がいて、病院のベッドに寝ていれば、皆がそれぞれの役割を持って患者のケアをしていきます。それを在宅で、となると経験のない人は少々戸惑うことと思います。当然、不安も尽きないことでしょう。

大井真澄氏が、父親を家で看取った経験を経て、「はなみずきの家」を設立したことは先に紹介しました。

大井さん自身は、医療の資格を持っているわけではありませんが、夫がクリニックを開業していることもあって、自宅で過ごしたいという父親の願いを迷いなく受け入れたといいます。ところが……。

がんの末期患者である父親の看病は、思ったより大変でした。クリニックの看護師の力も借り、まだお元気だった母親の協力も得、他の家より恵まれた環境があったはずなのに、在宅医療推進をいうのは簡単ですが、実際はそんなきれいごとでは済まされないことを思い知ったのです。

「もう、皆がへとへとでした」

と、大井さんは当時を思い出して口にします。

そんなとき、看護されている父親が、周囲の大変さをベッドから見ていて、

「俺がいるから……」とポツリといったのです。

父親のことを思って、本人の希望に添って始めた在宅医療だったはずなのに、当の父親にそんな思いをさせてしまった、という強い後悔の念が大井さんを苦しめました。

その忸怩たる思いが、「はなみずきの家」設立の大きな原動力になったわけですが、在宅医療の限界と大変さを思い知ったからこそ、自分の家のように自由に過ごせて、家族にも満足してもらえる場を何としても作りたかったのだと強く言い切るのです。

日本の在宅医療はまだスタートして間もなく、皆が手探りで進めてきました。なかには、両親とも在宅で看取ることができて、とても満足している方もいます。かと思えば、家に

帰りたいと思いつつ病院で長く過ごし、最後の一日だけ家に帰ることができた、もっと早く在宅で過ごさせてあげたかった、と思う人もいます。

その違いは、おそらく在宅医療を行う医師や看護師、ヘルパーやケアマネジャーなどの存在にかかっているのではないか、と思います。

たとえば、度重なるがんの再発で、もう積極的な治療を望めなくなったH子さん。自宅近くの訪問診療医は、緩和ケアで苦痛をやわらげながら自宅で最期を過ごす患者を診たことがないという理由で、H子さんに入院を勧めます。

ある日、家族がH子さんを見舞うと、寝間着の前ははだけたまま。食事のご飯粒が寝間着のあちこちにこびりついているのを見て、家に連れて帰ろうと決心します。退院させてくださいと頼むと医師らは困った様子で、

「帰る途中で何かあったら、私たちの責任になってしまう」といい、なかなか退院を認めてくれません。

H子さんが、もういよいよとなったとき、ようやく退院にこぎつけることができたのですが、やっと自宅に帰れたと思ったその翌朝、H子さんは息を引き取ってしまうのです。

結局、H子さんの最期の日々のほとんどが意に添わない入院生活になってしまい、家族はずっと後悔することになるのでした。

また、まだ五〇代のS夫さんは、膵臓がんとわかったときにはすでに全身転移していました。ひととおりの治療をしたものの、効果がなく、ある日これ以上病院にいることができなくなります。そのときの主治医の言葉は、

「もう、ここでできることはありません。自宅でゆっくり休んでください」でした。

「ほかに行くアテがないのですが……」

「ここにいても治療できないのです」

と、冷たい返事が返ってくるだけ。S夫さんは途方に暮れてしまいます。

そんなとき、在宅緩和ケアを手がけるクリニックが開業したことを知り、さっそく訪れます。そこでS夫さんは、ようやく納得できる医療に出会うことができたのです。

がんになったのも突然。

病院医師に見放されたのも突然。

在宅緩和ケアという名称を聞いたのもはじめて。

死を意識して戸惑うのは当然のことでしょう。

苦痛を感じるだけの、積極的な治療はしない一方で、患者の希望にできる限り耳を傾け、患者・家族とともに最期の時を穏やかに迎えてくれる、そんなクリニックに出会えたのは、本当に幸運でした。

最後の旅行もできました。大切な人に別れを告げることもできました。自分の葬式の段取りも済ませました。

最期まで意識ははっきりしており、皆に挨拶をして、その夜静かに亡くなりました。


在宅医療は、ことば自体は耳慣れましたが、患者や家族が満足する医療を提供できているかというと、まだまだ、といった印象があります。

運よくいい医師に出会えたら、などのあやふやさが残っているようでは、最期は自宅で過ごしたいと願う患者の思いにはとうてい応えられないでしょう。

日本の在宅医療はまだヨチヨチ歩きで、ようやく一歩を踏み出したばかり。そんな気がしてなりません。引き続き、在宅医療を普及させる施策を勧めるとともに、「はなみずきの家」のような、「最期の居場所」がたくさんできることを願うばかりです。

八　昔の在宅医療と痛み治療

近年の在宅医療はまだこれから、といった感がありますが、実はかつての日本の看取りの歴史は、在宅から始まったといっても過言ではありません。

看取りの歴史に詳しい新村拓氏によると、「在宅」のことばは新しく、昔は「家内」、あるいは「往診」と呼ばれていました。

古代日本には「典薬寮」という官僚の組織部署がありました。官邸の人々への医療や薬園等の管理が主な仕事、今でいう厚生労働省みたいなものです。

当時、この「典薬寮」から医師が患者の家へ出向いて診療を行っており、さらにその報告書、いわゆるカルテは、医師ではなく患者が書いていたといわれます。何と、白内障の手術らしき行為も患者の家で行われていたことが絵巻からわかっています。

年末には、その報告書をもとに医師の評価を段階別に分けて行い、報酬や昇進が決められていました。あまりに評価の低い医師は、解雇されてもいましたから、なかなか厳しい仕組みだったといえるでしょう。

患者が死を迎えるころになると、医師は、

「あとは、神仏の加護に祈りなさい」といって、さっさと立ち去ったとか。つまり、死の穢れを避けていたのでしょう。医師の役目は病気を治すことであり、死に立ち合うなどは考えられなかったといわれます。これが古代から近世まで続いた、死の儀式のあり方でした。

死の準備は、家族や近隣の者たちの役割であり、そのノウハウは源信の『往生要集』に詳細に記されています。

また、鎌倉時代の『看病用人鈔』には、看護の方法、病人の排せつ物の処置、食事の摂り方、医薬の取り扱い方、念仏や遺言、死後の処置に至るまで事細かに書かれています。

今日、日本の高齢化が進み、介護の問題には誰もが関心を持つようになりました。壮年の人々の会話は、年金と親の介護問題が主です。

では、このような高齢化がもたらすさまざまな現象は、私たちにとってはじめての経験なのでしょうか。

江戸時代の老いと看取りに詳しい柳谷慶子氏によれば、江戸時代は今より寿命は短かったものの、天然痘など感染症で死ぬことが多い幼児期を過ぎて二〇歳まで生存できた者は、六〇歳以上の余命を持てるようになったとされています。成人後の余命は、現代と比べてもさほど大きな差はなかったようです。

今でこそ、平均寿命より、自分のことは自分でできる自立した寿命を示す健康寿命が注目され、自立できない長寿者は意味がないようにもいわれますが、昔から長寿を祝う儀礼が身分を超えて地域に根付いており、長寿者が尊ばれていたことがわかっています。

たとえば、算賀といって、古い時代から人の長寿を年ごとに祝う儀礼があります。厄年、還暦、喜寿、米寿など現代にも受け継がれているお祝いごとです。もともとは中国から伝わった年寿を祝う行事で、四〇歳から一〇歳ごとに祝っていました。

長寿は素晴らしいことであり、地域でお祝いの行事を開催する、そんな当たり前の考え方が定着していました。なかには、九六歳の祝いとして、藩主から扶持（米）が下賜され、鏡餅を献上された、という記録があります。

あるいは、岩手の小さな山里に住む一〇〇歳の老婆の酒宴の様子を残したものもあります。親族のみならず、少し遠くに住む知り合いも誘い合い、飲めや歌えの大騒ぎ。長寿を祝うことは、その血縁者にとっては一族の繁栄を意味していたのでしょう。皆で酒の回し飲みをし、歌を歌い、踊り、舞を披露したなど盛大な祝宴であったことが伺えます。長寿になれば、病気や介護が必要になる場合もあったことでしょう。

たとえば、がんは昔からありました。古くは、縄文時代の人骨にがんの転移がみられたことがわかっています。

人々はどのようにしてがんと闘ってきたのか、その詳細は明らかになってはいません。ただ、現代でも使われているモルヒネは、ケシから作られるアヘンが原材料です。アヘンに鎮痛作用があることを古代人は知っていたのでしょう。

古代ローマでは、海のシビレエイに足を乗せる鎮痛治療が行われていました。シビレエイが発する電気のショックで痛みをやわらげようとしたのでしょうか。あるいは、熱い鉄片を患部に押し付けたり、頭を殴って失神させたり、いわばショック療法で痛みから解放されようと試みたと思われる記録も残っています。

和歌山の医師・華岡青洲がチョウセンアサガオやトリカブトなどの毒草を用いて全身麻酔を行ったのは、一八〇〇年代のこと。いずれもごく浅い歴史の出来事です。

古代から近世までの長い間、人々は世界のあちこちで病気やそれに伴う壮絶な痛みと戦っていたことがわかります。

ちょこっとコラム⑤　K先生との晩酌

「はなみずきの家」は、タバコもお酒も自由です。

ある日の夕方。脳腫瘍で入院しているK先生との晩酌を楽しむために、日本酒を買ってK先生に会いに行きました。

他病院からの紹介で「はなみずきの家」に来た弁護士のK先生。いわゆるスパゲッティ症候群と呼ばれる状態で、身体中のあちこちから管が出ていました。さっそく「はなみずきの家」のルールに従って、すべての管を抜いてしまいます。

K先生は、学生時代にはラグビー選手だったこともあり、堂々とした体格で、足がベッドからはみ出すほど。意識がもうろうとしているものの、胃ろうが抜けてすっきりしたのか、口に食事を運ぶともぐもぐと元気に口を動かします。

あっという間に、お粥から普通食になり、顔に赤みが差し、「人間らしく」なっていくK先生。起き上がることはできませんが、ベッドを上げて介助をすれば、食事はすべて食べるようになりました。ちなみに、「先生」と皆が呼ぶのは、そう呼ばれ続けてきたために、そのほうがK先生の反応がいいからです。弁護士に限らず、医師や学校の教師も、最期の最期まで「先生」と呼ばれると嬉しそうに答えてくれます。長い間の習慣は侮れませんね。

会話はできますが、病気のためか、話すことはほとんど意味を為しません。

……と思っていたら、突然奥様を他の女性の名で呼んだりして大騒ぎになりました。さぞかしモテたでしょうね、先生、というとまんざらでもない様子。知らぬ名前で呼ばれた奥様の方は、憮然としていますが、当の本人はもう忘れていて、なんだか憎めないのです。

日本酒を出すと、

「おお！」と満面の笑顔。

「飲んでいいの？」といたずらっ子のように嬉しそうな顔で聞いてきます。

一緒に飲みましょう、とグラスに並々と酒を注いで乾杯しました。

病気とは思えないほどの飲みっぷりで、こちらが心配になるくらいです。

そのうち、「早くお風呂に行こう」としきりに看護師さんに頼み込んでいます。

どうやら、お風呂あがりにビールを美味しく飲みたい意図があったよう。その日、風呂は午前中にすませていることを説明しますが、一向に耳を貸しません。

一杯の日本酒をきっかけに、入浴後のビールのおいしさを思い出してしまったのでした。

飲んで食べて落ちついたら、

「お勘定して」と。

「お勘定はいいんです」

「いいの？　ほんと？　悪いなあ」

晩酌のたびに繰り返される会話です。

日をおいて、次に会いに行ったときは、もう私の顔など覚えていません。それでも懸命に思い出そうとしつつ、目をキョロキョロさせながら、

「あれ、こっちに引っ越ししたの？」と、笑いながらいうのです。

「そうよ、ここはいいところだから」

「ここはいいところだ。そうか、引っ越してきたのか。それは良かった」

酒を飲みつつ、会話にならない会話を楽しみながらふと窓を見上げると、ポカリときれいな月が浮かんでいます。澄みきった墨のような夜空に映えて、月はどこまでも静かなまま、そこにありました。

K先生は、宣告された余命をとうに超え、二〇一九年夏のラグビーを堪能し、年明けてまだ元気に晩酌を楽しむ毎日を送っています。

おわりに

二〇一八年、私は得度をし、真宗大谷派の僧侶になりました。

さらに二〇一九年、「教師試験」に合格し、儀式を執り行う教師資格を得ることができました。

長く、医療の世界に身を置いてきました。医療といっても幅広いのですが、公衆衛生学や予防医学の分野で実践と研究を重ね、現在は大学で教鞭をとっています。がんの予防や最新事情に関する講演依頼もあり、病気になる前の生活習慣や健康増進を主なテーマとし、多くの人々にこれまで学んだことを伝える機会を持ちました。

日本人の健康意識は諸外国と比べても高いといっていいでしょう。世界に誇る長寿国となった今も、もっと健康になりたい、誰の世話になることなく逝きたいとの思いは強く、健康食品は売れ続け、スポーツジムは老若男女でにぎわっています。

健康は何ものにも代えがたい。確かにそうです。でも人間はいつか必ず死にます。そのことを忘れてはいけません。死を前提にした人生だからこそ、健康であることは尊いのです。

しかし、そうはいっても普段は死を意識などしていません。それはそうでしょう。いつも死を考えているのは、哲学者か宗教家かくらいで、多くの人はいつか死ぬことはわかっていても、見て見ぬふりをして日々を暮らしています。

私は健康に関する専門家です。でも、ただ健康であるためのノウハウを口にするだけの専門家にはなりたくありません。いくら健康に留意しても、その先にある死を意識の片隅に留めているような、いざ死を目の前にしても我を忘れてパニックに陥ることがなるべく最小限ですむような、そんなことを皆さんに伝える専門家でありたいと思っています。

でもそれは本当に難しいことです。私自身、一〇年前に二度の乳がんを経験したときは、死という文字がしきりと頭をよぎりましたが、喉元過ぎれば、いつのまにか当時の緊張した思いは消え、まるでそんなことがなかったかのように毎日を暮らしています。

そんな私が得度をしたきっかけは一編の映画にありました。

遠藤周作原作、スコセッシ監督による「沈黙」です。

この映画では、いわゆる隠れキリシタンと呼ばれる人々の、神への愛と献身が描かれています。それまでさほど宗教には関心がなかった私にとって、彼らの姿は強烈でした。どんな過酷な拷問にあっても、海に投げだされても、信仰心を捨てようとはしません。いわば自分の命を犠牲にしてまでも守ろうとする神への忠誠心。いったいなぜこんなことができるのか、宗教とはいったい何なのかという驚きと疑問が沸き起こってきました。

多くの人は「死にたくない」といいます。死から逃れ、死を拒否しようとします。生きていればそれは当たり前のことであり、だからこそ、辛い治療に耐えることができるのです。でも、映画のなかの人々は違いました。信仰を覆すくらいなら、死んでもいいと思って身を捧げます。

最後、主人公である神父は、日本で生きていくためにやむなく神を見捨てたような生活を送り続けます。誰が見ても、神への信仰はすっかり忘れたかのように、日本女性と結婚し年を重ねていく姿が淡々と描かれます。

ところが、いよいよ死を迎え、土に還るとき、彼が手にかたく握りしめていたのは小さな十字架だったのです。

いったい、これほどまでに人間の心を掴んで離さない宗教とは何なのか。

映画はキリスト教がテーマでしたが、たまたま母の生家が真宗大谷派の寺であったことから、信仰を持つ人の気持ちを知りたい、彼らは死をどうとらえて、どのように向き合っているのかを学んでみたいと考え、得度をし、仏教への道のりのスタートラインに立ちました。

「はじめに」で紹介した大学院の恩師は、まだ意識が明瞭なときに、自分が死んだら私にお経を唱えてほしい、と言い残しました。得度をしたことや教師試験のための勉強をしていたことを知っての、いわば遺言でした。葬儀をひとりで執り行うことなど、とてもできないと思う気持ちもありましたが、それよりも恩師の期待に応えたい、精いっぱいの気持ちを込めてお経をあげよう、と心に決めました。

一〇月の小雨降る日、恩師の残したことばどおりお経を唱え、法名を考え、仏となった恩師を見送ることができました。読経しながら、ふと見上げると、恩師の優し気な顔が黒縁の額に収まり、じっと私を見つめています。私に、このような機会を与えてくれた恩師に感謝しつつ、死者と対話していることを心から実感した瞬間でした。

あるとき、講演を終えたあとに、聴衆のひとりが近づいてきました。講演後に質問があることは珍しくありません。六〇代半ばのその人は、最新の検査についての詳細を知りたがっていました。メディアでは、「血液一滴でがんがわかる」とか「がんを消す夢のような治療法」というセンセーショナルな報道がしばしばなされます。でもコトはそう単純ではありません。正確な診断までには、やはりある程度の時間と検査が必要になります。そのようなメディアの表現に踊らされることなく、未発達の検査に飛びつくことのないよう、しばし様子を見ることも大切だという話をしました。

ふと、なぜそんなに最新の検査を受けてみたいのかと尋ねてみました。すると、その人は、娘さんをがんで亡くしたばかりだと話し始めるのです。まだ三二歳だったそう。自分は何としてもあと二〇年、三〇年は生きて、死んだ娘の供養をしてやりたいのだと強くおっしゃるのでした。うっすらと涙を浮かべる初老の男性の様子に胸が痛みました。子が親より先に死ぬことを逆縁といいますが、その苦しさはいかほどでしょう。

そのような深い悲しみや苦しみを抱えた人にも手を差し伸べる——。私は、健康の専門家というなら、残された家族とかかわっていくこともひとつの使命だと思っています。

生と死は逆のベクトルを持っているのではありません。生死は一体であり、同じ方向を向いているのだと考えています。生があって死がある。死があるからこそ生がある。

そんな思いを伝えたくて、この本を書きすすめました。

現代人にとって死を考えるのは、健康でいたいと願う気持ちと一体であり、だからこそ必要な、「はじめての死」のレッスン。

読者の皆さんに、私の思いが伝わることを願ってやみません。

主要な参考文献

アルフォンス・デーケン『よく生きよく笑いよき死と出会う』二〇一七年　新潮社
五木寛之『はじめての親鸞』二〇一六年　新潮選書
植田美津恵『戦国武将の健康術』二〇一一年　ゆいぽおと
エリザベス・キューブラー・ロス『死ぬ瞬間』一九九八年　読売新聞社
大野敏明『切腹の日本史』二〇一三年　実業之日本社
岡田尊司『母という病』二〇一四年　ポプラ社
小川糸『ライオンのおやつ』二〇二〇年　ポプラ社
倉本一宏『藤原道長の日常生活』二〇一三年　講談社現代新書
厚生労働協会（編）：「厚生の指標増刊　国民衛生の動向二〇一九年度版」
小山聡子『浄土真宗とは何か』二〇一七年　中央公論新社
酒井シズ『病が語る日本史』二〇〇八年　講談社学術文庫
佐々木閑『大乗仏教／100分de名著』二〇一七年　NHK出版
里見清一『衆愚の病理』二〇一三年　新潮選書
篠田達明『戦国武将の死生観』二〇〇八年　新潮選書
清水哲郎／会田薫子『医療・介護のための死生学入門』二〇一九年　東京大学出版会
島田裕巳『神も仏も大好きな日本人』二〇一一年　ちくま新書
島田裕巳『浄土真宗はなぜ日本でいちばん多いのか』二〇一二年　幻冬舎新書
浄土宗総合研究所編『法然上人行状絵図―現代語訳』二〇一三年　浄土宗出版室
新村拓『ホスピスと老人介護の歴史』一九九二年　法政大学出版局
新村拓『日本仏教の医療史』二〇一三年　法政大学出版局
新村拓『日本医療史』二〇一三年　吉川弘文館
立花隆『臨死体験』（上下）二〇〇三年　文藝春秋
デュルケーム／宮島喬訳『自殺論』二〇〇二年　中央公論新社

長尾和弘『平穏死　10の条件』二〇一二年　ブックマン社
中村元『往生要集を読む』二〇一三年　講談社学術文庫
中村仁一『大往生したけりゃ医療とかかわるな　自然死のすすめ』二〇一二年　幻冬舎
仏教と医療を考える全国連絡協議会編『いのちと日本人』一九九三年　白馬社
別冊サンガジャパン「死と輪廻」二〇一八年　サンガ
保坂正康『安楽死の尊厳死』一九九三年　講談社
本郷和人／植田美津恵監修「偉人たちの健康診断」二〇一九年　マガジンハウス
宮下洋一『安楽死を遂げるまで』二〇一七年　小学館
モーリス・ハンゲ／竹内信夫訳『自死の日本史』二〇一一年　講談社学術文庫
柳谷慶子『江戸時代の老いと看取り』二〇一六年　山川出版社
山本聡美『九相図をよむ』二〇一五年　角川選書
和田秀樹監修『日本史１００人のカルテ』二〇一七年　宝島社

植田美津恵（うえだ　みつえ）

一九五八年福岡県生まれ。

医学ジャーナリスト、医学博士、僧侶。

愛知医科大学客員教授、東京通信大学准教授。

予防医学、公衆衛生学を学び大学の教壇に立つほか、歴史と健康をテーマにした講演、テレビ出演など幅広く活躍。

主な著書に『戦国武将の健康術』（ゆいぽおと）、『忍者ダイエット』（サイドランチ）、監修に「偉人たちの健康診断」（マガジンハウス）など。名北労働基準協会や健保組合発行の季刊誌等に連載中。

装画　照喜名隆充
装丁　三矢千穂

いつか来る、はじめての「死」

―今をより良く生きるために―

２０２０年８月13日　初版第１刷　発行

著　者　植田美津恵
発行者　ゆいぽおと
〒４６１-０００１
名古屋市東区泉一丁目15-23
電話　０５２（９５５）８０４６
ファクシミリ　０５２（９５５）８０４７
http://www.yuiport.co.jp/
発行所　ＫＴＣ中央出版
〒１１１-００５１
東京都台東区蔵前二丁目14-14
印刷・製本　モリモト印刷株式会社

内容に関するお問い合わせ、ご注文などは、すべて右記ゆいぽおとまでお願いします。

乱丁、落丁本はお取り替えいたします。


ISBN978-4-87758-488-7 C0077

ゆいぽおとでは、
ふつうの人が暮らしのなかで、
少し立ち止まって考えてみたくなることを大切にします。
テーマとなるのは、たとえば、いのち、自然、こども、歴史など。
長く読み継いでいってほしいこと、
いま残さなければ時代の谷間に消えていってしまうことを、
本というかたちをとおして読者に伝えていきます。